# Standardisierte Rezepturen

Formelsammlung für Ärzte

11., überarbeitete Auflage 2022

Herausgeber:
Pharmazeutisches Laboratorium des DAC/NRF

DAC/NRF-Redaktion
unter Mitarbeit von
Prof. Dr. med. Petra Staubach-Renz
Dr. rer. nat. Anette Schenk

DAC NRF
Govi

11., überarbeitete Auflage 2022

Formeln aus Deutscher Arzneimittel-Codex®/Neues Rezeptur-Formularium® (DAC/NRF): Stand 2021/2

ISBN 978-3-7741-1568-2 (eBook: ISBN 978-3-7741-1569-9)



avoxa.de, govi.de



Titelbild: © Matthias Schuette – stock.adobe.com

Satz: Fotosatz H. Buck, Kumhausen/Hachelstuhl

Abbildungen: Piktogramme: DAC/NRF; PZ-Grafik S. 16: Matthias Woczyna; PZ-Grafik S. 17: Stephan Spitzer

Druck und Verarbeitung: Medienhaus Plump GmbH, Rheinbreitbach

Printed in Germany

Bibliografische Information der Deutschen Nationalbibliothek

Die Deutsche Nationalbibliothek verzeichnet diese Publikation in der Deutschen Nationalbibliografie; detaillierte bibliografische Daten sind im Internet über http://dnb.d-nb.de abrufbar.

**Wichtiger Hinweis**

Bei der Zusammenstellung von Texten und Vorschriften wurde mit größter Sorgfalt vorgegangen. Trotzdem können Fehler nicht vollständig ausgeschlossen werden. Die Herausgeber können für fehlerhafte Angaben und deren Folgen weder eine juristische Verantwortung, noch irgendeine Haftung übernehmen. Medizin und Wissenschaft ist ständig im Fluss. **Jeder Benutzer ist aufgefordert, in eigener Verantwortung festzustellen, ob die gegebenen Empfehlungen für den Patienten geeignet sind.** Für Detailfragen ist gegebenenfalls weitere Fachliteratur heranzuziehen.

Für Hinweise auf Fehler und Verbesserungsvorschläge sind Redaktion, Herausgeber und Verlag dankbar. Wenden Sie sich in diesem Falle bitte an:

Pharmazeutisches Laboratorium des DAC/NRF,
Postfach 5240, 65727 Eschborn,

Fax +49 6196 928 330, E-Mail redaktion@dac-nrf.de

Aus Gründen der besseren Lesbarkeit wird auf die gleichzeitige Verwendung der Sprachformen männlich, weiblich und divers (m/w/d) verzichtet. Sämtliche Personenbezeichnungen gelten gleichermaßen für alle Geschlechter.

# Grußwort

Das Erfolgskonzept Standardisierte Rezepturen geht in die 11. Auflage!

Laut einer Umfrage unter den Mitgliedern der DPhG sind personalisierte Therapiekonzepte, maßgeschneiderte Applikationsformen und individualisierte Zubereitungen hochaktuelle und zukunftsweisende Themen, die in der Praxis zunehmend an Bedeutung gewinnen. In der individualisierten Arzneimittelherstellung erfordert dies aus technologischer und pharmakologischer Sicht eine stringente Qualitätssicherung beim Einsatz des Wirkstoffs und der passenden Formulierung, die bereits beim Rezeptieren beginnt.

Ebenda setzen die „Standardisierten Rezepturen" an, die systematisch und übersichtlich alle pharmazeutisch relevanten Informationen kompakt nicht nur im Format für die Kitteltasche, sondern vor auch für den schnellen Griff im ärztlichen Praxisalltag präsentieren. Aus Sicht einer Technologin ist vor allem auch das einzigartige und kreative Konzept der Piktogramme hervorzuheben, welche die Sprache der Rezepturzusammensetzung in Farbcodes übersetzen und selbst komplexe Rezepturzusammensetzungen auf einfache Art und Weise optisch darstellen – eine hervorragende Idee auch für die Nutzung in der Lehre!

Als Apothekerin freue ich mich, dass das bewährte Konzept weitergeführt wird, welches mehr ist als eine Formelsammlung für Ärzte und unsere Zusammenarbeit an der Schnittstelle Arzt und Apotheker unterstützt, sondern auch durchaus auch in den Händen von Apothekern und Apothekerin in Praxis und Lehre von Nutzen ist.

*Frankfurt, im Dezember 2021*
*Prof. Dr. Dagmar Fischer*
*Präsidentin der Deutschen Pharmazeutischen Gesellschaft*

# Vorwort

Rezepturarzneimittel haben weiterhin große praktische Bedeutung, denn sie erweitern die Therapieoptionen des Arztes. In speziellen Behandlungssituationen ermöglichen sie erst die effiziente Therapie nach aktuellen Leitlinien (AWMF). Standardisierte, pharmazeutisch plausible Formeln vereinfachen das Rezeptieren, und die professionelle Zusammenarbeit von Arzt und Apotheker auf dieser Basis verbessert die Arzneimitteltherapiesicherheit (AMTS) für den Patienten.

Zum Nachschlagen für den ärztlichen Praxisalltag hat sich in zehn Ausgaben seit 1998 das vorliegende Kompendium als Druckwerk im „Kitteltaschenformat“ bewährt. Es bietet anschaulich Informationen zur Galenik und zur Rezepturverordnung.

Für Ärzte sind die Rezepturformeln in anderer Darstellung auch online verfügbar, siehe den Abschnitt „Für Ärzte: Die Formelsammlung im Internet“ oder direkt bei dac-nrf.de/arzt. Auf derselben Webseite gibt es auch ein Online-Formular für ärztliche Anfragen an DAC/NRF.

dac-nrf.de

Zusammengestellt wurden die NRF-Rezepturformeln von der unabhängigen DAC/NRF-Kommission (Deutscher Arzneimittel-Codex/Neues Rezeptur-Formularium) der ABDA – Bundesvereinigung Deutscher Apothekerverbande e. V. Alle Formeln wurden in den DAC/NRF-Laboratorien in Eschborn auf Praktikabilität überprüft.

*Eschborn, im Dezember 2021*
*Das Redaktionsteam Deutscher Arzneimittel-Codex und Neues Rezeptur-Formularium*

# Inhaltsverzeichnis

# Einleitung

Individuell zubereitete Arzneimittel sind eine sinnvolle Ergänzung zu Fertigarzneimitteln und als solche von unschätzbarem Wert. Diese Broschüre gibt einen Überblick über standardisierte Rezepturen aus Formularien und weitere plausible Zubereitungen. Sie unterstützt die maßgeschneiderte Medikation für den Patienten. Das Kapitel „Richtig und rationell Rezeptieren" zeigt, welche formalen Anforderungen bei einer Verschreibung zu beachten sind.

Die digitale Verordnung wird künftig auch bei Rezepturarzneimitteln mit dem elektronischen Rezept möglich sein, idealerweise als Erleichterung gegenüber der Ausstellung von Hand oder mit dem Drucker.

Bei der Verordnung von Individualrezepturen machen die Zubereitungen zur Anwendung auf der Haut den weitaus größten Teil aus. Deshalb werden vor dem eigentlichen Rezepturenteil Besonderheiten für die ärztliche Verordnung von Dermatika beschrieben.

Inzwischen sind Zubereitungen zum Einnehmen zu einem weiteren wichtigen Bestandteil geworden, vor allem in der Pädiatrie. Neu sind die Tipps für ärztliche Verordnungen von Säften und Kapseln.

Im Rezepturenteil werden im ersten Kapitel ab Seite 25 Formeln zur „Anwendung auf der Haut" beschrieben, danach folgen die Zubereitungen „Zum Einnehmen". Solche für weitere Anwendungsgebiete sind im Anschluss aufgeführt.

Neben dem Inhaltsverzeichnis zu Beginn hilft das „Register" am Ende der Broschüre bei der gezielten Suche nach Wirkstoffen, Rezepturformeln sowie Indikationen. Zusätzlich unterstützt eine „Indikationsübersicht" ab Seite 140 die Auswahl von Zubereitungen für bestimmte Anwendungsgebiete.

Tabellen der Normkonzentrationen, pädiatrischen Konzentrationen und Oberen Richtkonzentrationen der Dermatika-Wirkstoffe sind im „Anhang" ebenso zu finden wie eine Liste bedenklicher Stoffe, deren Abgabe verboten ist.

Auf die Angabe spezifischer Herstellungsanweisungen und allein herstellungsrelevanter Ausgangsstoffe, wie Rezepturkonzentrate und Anreibemittel, wurde verzichtet. Hierfür sei für Apotheken auf das DAC/NRF-Werk verwiesen.

## Angaben bei den Rezepturformeln

Für jede Rezepturvorschrift sind Zusammensetzung, Anwendungsvorschlag und die Aufbrauchsfrist im jeweiligen Packmittel angegeben.

Verschreibungspflichtige Rezepturen sind mit **„Rp!"** bzw. mit **„BtM!"** (Betäubungsmittel) gekennzeichnet.

Die **Mengenangaben** der Bestandteile sind meist auf 100 g oder 100 mL bezogen, sodass **prozentuale Anteile** einzelner Stoffe schnell erkannt werden können. **Die Verordnungsmenge wird vom Arzt festgelegt.**

Bei Augen-, Nasen- und Ohrentropfen entspricht die Angabe der maximalen Packungsgröße von 10 g. Unkonservierte Augentropfen sind Einzeldosen, hier wird die Zusammensetzung bezogen auf 100 g angegeben. Der Arzt ergänzt in der Verordnung die Menge je Einzeldosis sowie die Stückzahl.

Abgeteilte Pulver, Kapseln und Zäpfchen sind Einzeldosen und werden mit der Wirkstoffmenge je Stück angegeben.

Anwendungsvorschläge beziehen sich auf den typischen Gebrauch, **die individuelle Indikation zum Krankheitsbild bestimmt der Arzt.** Für Rezepturarzneimittel gibt es insofern keinen „Off-label Use".

**Dosierungsempfehlungen** sind nicht enthalten und **sind individuell vom Arzt vorzugeben**.

Die **Aufbrauchsfrist** ist die Haltbarkeitsdauer des angefertigten Arzneimittels beim Patienten **nach Anbruch**. Wird das Arzneimittel erst später angebrochen, gibt die Apotheke zusätzlich zur Aufbrauchsfrist das „Verfallsdatum" an. Das Verfallsdatum berücksichtigt die Haltbarkeit der ungeöffneten Packung, vergleichbar zu Fertigarzneimitteln.

Im DAC/NRF **standardisierte Vorschriften** haben eine Bezeichnung und eine NRF-Kennziffer, die bei Verordnungen nur um die Gesamtmenge und meist um die „Stärke" zu ergänzen sind. Bei anderen Vorschriften müssen auch der Wirkstoff und die sonstigen Bestandteile (normalerweise in einer Grundlage zusammengefasst) verordnet werden.

Seitens des Zentrallaboratoriums[1] wurden weitere Kortikoid-Zubereitungen geprüft und publiziert. Sie sind ebenfalls in dieser Formelsammlung enthalten mit dem Hinweis „keine NRF-Vorschrift, Stabilität durch Zentrallaboratorium geprüft".

[1] Zentrallaboratorium Deutscher Apotheker e.V., zentrallabor.com

## Richtig und rationell Rezeptieren

Rezepturformel und Gebrauchsanweisung gehören zusammen. Beide Angaben sind beim Verschreiben eines Rezepturarzneimittels immer erforderlich. Dies gilt bei der Verordnung auf Papier ebenso wie bei der Verordnung als E-Rezept.

Beim E-Rezept können alle erforderlichen Angaben zum Beispiel in das Freitextfeld eingetragen werden. Hinweise dazu finden Sie im Internet bei dac-nrf.de/arzt.

Für ein Arzneimittel, das in der Apotheke hergestellt werden soll, muss die Verschreibung Folgendes enthalten[2]:

- die Zusammensetzung nach Art und Menge oder die Bezeichnung des Fertigarzneimittels, von dem Teilmengen abgegeben werden sollen,
- sofern es sich daraus nicht eindeutig ergibt, die Darreichungsform,
- die abzugebende Menge und schließlich
- die Gebrauchsanweisung.

Siehe auch Abschnitt „Die Gebrauchsanweisung".

**Praxistipp**

Grundsätzlich dürfen in Rezepturarzneimitteln nur Ausgangsstoffe verarbeitet werden, deren **Qualität** dokumentiert ist.[3] Das gilt ausnahmslos für alle Bestandteile, also auch für Grundlagen und Fertigprodukte. Ist beispielsweise eine Grundlage verordnet, für die der Hersteller kein entsprechendes Qualitätszertifikat nachweisen kann, darf diese aus **arzneimittelrechtlichen** Gründen nicht in einem Rezepturarzneimittel verwendet werden.

Üblicherweise werden die Bestandteile des Rezepturarzneimittels als Gewichtsanteile angegeben, also in Gramm. Um sich die Umrechnung zu sparen, kann der Wirkstoffgehalt auch in Prozent angegeben werden.

Beispiel für die Verordnung einer Betamethasonvalerat-Zubereitung 0,05 %:

Angabe des Wirkstoffgehalts in Prozent:

**Rp.** (Bitte Leerräume durchstreichen) Vertragsarztstempel

Betamethasonvalerat **0,05 %**
Hydrophile Basisemulsion DAC ad 20,0 g

---

[2] Siehe § 2 Abs. 1 Nr. 5 und 7 Arzneimittel-Verschreibungsverordnung (AMVV)

[3] Siehe §§ 6 und 11 ApBetrO

Angabe des Wirkstoffgehalts in Gramm:

| Rp. (Bitte Leerräume durchstreichen) | Vertragsarztstempel |
|---|---|
| Betamethasonvalerat **0,01 g**<br>Hydrophile Basisemulsion DAC ad 20,0 g | |

**Praxistipp**

Jede Mengenangabe muss mit einer Einheit [g, %, I.E. ...] versehen werden, nur dann ist die richtige Dosierung gewährleistet. Bei einer Verordnung „Stoff 0,05 – Grundlage ad 20,0" könnte es sich um eine **0,05-prozentige** Zubereitung handeln, wie das obige Beispiel zeigt. Werden jedoch **0,05 g** verarbeitet, erhält man die **fünffach stärkere**, 0,25-prozentige Zubereitung.

# Verordnung der Wirkstoffe

Wirkstoffe können chemisch gesehen in verschiedenen Formen vorliegen, die unterschiedliche Eigenschaften haben. In Salzform, zum Beispiel als Hydrochlorid oder Sulfat, sind die Substanzen oft stabiler und besser wasserlöslich. Deshalb werden Wirkstoffe häufig als Salze verwendet. Um Fehldosierung zu vermeiden, muss bei der ärztlichen Verordnung ersichtlich sein, worauf sich die verordnete Konzentration/Dosis/Menge bezieht.

**Beispiel**

Ein bei infantilen Hämangiomen angewendetes, Propranolol-haltiges Fertigarzneimittel trägt im Namen die Konzentrationsangabe „3,75 mg/ml". Erst der Blick auf die Zusammensetzung verrät, was genau gemeint ist: „1 ml Lösung enthält 4,28 mg Propranolol**hydrochlorid**, entsprechend 3,75 mg Propranolol (**Base**)."

Wenn der Arzt nun die Konzentration „3,75 mg/mL" übernimmt, aber auf die Rezeptursubstanz Propranololhydrochlorid bezieht, führt das zu einer Unterdosierung von mehr als zehn Prozent.

Bei allen Präparaten, die den Wirkstoff als Betablocker enthalten, bezieht sich die Konzentrationsangabe im Handelsnamen auf das Salz Propranolol**hydrochlorid**. Wird bei gleicher Konzentrationsangabe Propranolol statt des Salzes rezeptiert, käme es zu einer Überdosierung.

Siehe auch Propranol-Lösung 5 mg/mL (NRF 11.142.) und Propranolhydrochlorid-Lösung 1 mg/mL (NRF 10.6.).

**Praxistipp**

Achten Sie bei Ad-hoc-Verordnung darauf, ob sich die verordnete Konzentration/Dosis/Menge auf die Base, auf das kristallwasserfreie Salz oder gegebenenfalls auf dessen Hydrat bezieht. Bei Rezepturarzneimitteln gilt das auch für die Gebrauchsanweisung, denn die Wirkstoffmenge pro Milliliter kann sich auf Salz oder Base beziehen, wie das Beispiel „Propranolol" zeigt.

Einige Wirkstoffe stehen in **verschiedenen Wirkformen** als Rezeptursubstanz zur Verfügung, zum Beispiel als Alkohol, als Ketal, als Ester und als Salz eines Esters. Die Wirkprofile unterscheiden sich mitunter signifikant, weshalb die Derivate therapeutisch unterschiedlich eingesetzt werden.

**Beispiel**

Triamcinolon ist auf der Haut angewendet nicht wirksam, ganz im Gegensatz zu Triamcinolonacetonid. Wegen der **unterschiedlichen Wirksamkeit** darf der Apotheker die Stoffe keinesfalls ohne Rücksprache mit dem Arzt austauschen. Aber Triamcinolon darf der Apotheker auch nicht verarbeiten, da die Rezepturformel auf Plausibilität zu prüfen ist und Triamcinolon kutan angewendet aufgrund fehlender Wirksamkeit nicht als „plausibler" Inhaltsstoff angesehen werden kann.

**Praxistipp**

Achten Sie bei Verordnungen auf die Wirkform und die korrekte Bezeichnung des zu verwendenden Derivates. Das vermeidet Rückfragen.

Die Verordnung der NRF-Formeln vereinfacht das Rezeptieren individueller Zubereitungen. Mit der Angabe der NRF-Ziffer ist zweifelsfrei klar, welcher Wirkstoff zu verarbeiten ist, Umrechnungen erübrigen sich.

# Die Gebrauchsanweisung

Rezepturarzneimittel für einen bestimmten Patienten müssen in der Apotheke nach Apothekenbetriebsordnung (ApBetrO) mit der Gebrauchsanweisung gekennzeichnet werden. Die Gebrauchsanweisung soll bei der Abgabe in der Apotheke auch sicherstellen, dass der Patient den Arzt verstanden hat und weiß, wie er das Arzneimittel richtig anwendet. Anders als bei Fertigarzneimitteln gibt es bei Rezepturarzneimitteln keine Beipackzettel/Patienteninformationen, in denen er zu Hause nachlesen könnte. Damit entfällt auch der Anwendungshinweis „Soweit vom Arzt nicht anders verordnet, ...".

Dank der ärztlichen Gebrauchsanweisung werden Risiken durch zu häufige, zu lange, zu kurze oder sonstige falsche Anwendung ausgeschlossen. Der Apotheker ist gesetzlich verpflichtet, Rezepturarzneimittel auf Plausibilität zu prüfen. Dazu zählen u.a. die Dosierung und die Applikationsart; auch hierfür ist die Gebrauchsanweisung unerlässlich.

Der vorgesehene Gebrauch bestimmt auch wesentlich die pharmazeutischen Qualitätsmerkmale. Je nach Anwendungsart können sich diese erheblich unterscheiden, beispielsweise hinsichtlich Konservierung, Verpackung oder Aufbrauchsfrist.

Idealerweise enthält die **Gebrauchsanweisung** genaue **Angaben**

- zur Anwendungsart bzw. zum Körperteil bei Lokalanwendung,
- zu Dosierung und Anwendungszeitpunkt bzw. -häufigkeit,
- zur Behandlungsdauer sowie ggf. zu weiteren Besonderheiten.

Für stark wirkende Substanzen, wie Dithranol, Methoxsalen, Glukokortikoide, Capsaicinoide, Tretinoin, sollten alle diese Angaben vorliegen.

Bei Rezepturarzneimitteln mit geringerem Risiko, etwa Dexpanthenol- oder Harnstoff-haltige Zubereitungen, kann die Gebrauchsanweisung weniger detailliert sein.

**Praxistipp**

Bitte achten Sie bei der Verschreibung darauf, eine Gebrauchsanweisung anzugeben. So vermeiden Sie Rückfragen aus der Apotheke. **Ohne Gebrauchsanweisung darf der Apotheker dem Patienten das Arzneimittel nicht aushändigen.**

**Praxistipp**

Bitte geben Sie dem Patienten eine Gebrauchsanweisung mit. Die ausgefüllte Vorlage hilft dem Patienten, das Arzneimittel richtig anzuwenden. Der Vordruck kann kostenlos unter **dac-nrf.de** heruntergeladen werden.

**Gebrauchsanweisung für Rezepturarzneimittel**

DAC NRF

Patient: Datum:

Rp.-Bezeichnung:

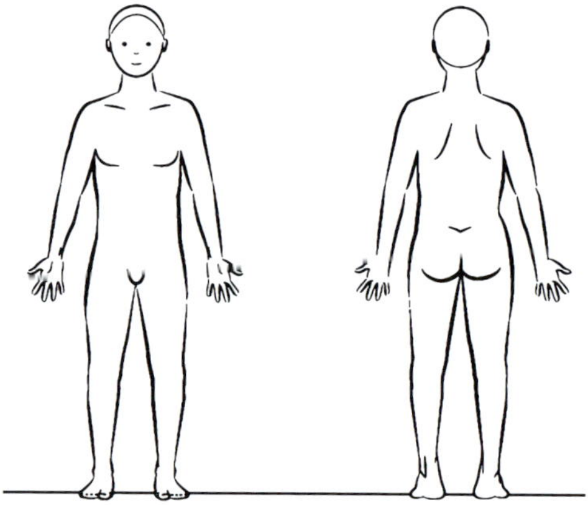

Wo genau wie anwenden?

Wann/wie oft anwenden?

Wie lange behandeln?

Sonstige Anmerkungen:



Abb. 1: Formblatt „Gebrauchsanweisung“

# Bedenkliche Rezepturarzneimittel

Bedenkliche Arzneimittel dürfen **nicht an den Patienten** gelangen und deshalb gar nicht erst hergestellt werden[4]. Nach dem Gesetz sind Arzneimittel bedenklich, „bei denen nach dem jeweiligen Stand der wissenschaftlichen Erkenntnisse der begründete Verdacht besteht, dass sie bei bestimmungsgemäßem Gebrauch schädliche Wirkungen haben, die über ein nach den Erkenntnissen der medizinischen Wissenschaft vertretbares Maß hinausgehen."

Eine von der Arzneimittelkommission der Deutschen Apotheker (AMK) in Abstimmung mit der Arzneimittelkommission der deutschen Ärzteschaft (AkdÄ) geführte Aufstellung (Tabelle 3 im Anhang auf Seite 132) listet die zurzeit als bedenklich geltenden Stoffe auf. Diese Liste ist keine juristisch verbindliche Festlegung, denn hierfür fehlt der AMK die gesetzliche Legitimation. Die Aufstellung kann isoliert zu Missverständnissen führen und sollte deshalb unbedingt im Kontext mit der ursprünglichen Publikation gesehen werden,[5] auf die ebenfalls in der Liste verwiesen ist.

---

4 Siehe § 5 Arzneimittelgesetz (AMG)

5 Siehe abda.de/mitglieder/amk0/hinweise-apotheken/bedenkliche-rezepturarzneimittel/ oder akdae.de/Arzneimittelsicherheit/Weitere/Bedenkliche-Rezepturarzneimittel.pdf

# Tipps zur Verordnung von Dermatika

## Normkonzentrationen, pädiatrische Konzentrationen und Obere Richtkonzentrationen der Dermatika-Wirkstoffe

Apotheker sind verpflichtet, die Verordnung auf Plausibilität zu prüfen. Ein Kriterium dabei ist die Dosierung, hierbei wird zwischen der Anwendung bei Erwachsenen oder in der Pädiatrie unterschieden. In Abstimmung mit der Deutschen Dermatologischen Gesellschaft (DDG) wurden für ausgewählte Dermatika-Wirkstoffe obere Richtkonzentrationen festgelegt. In begründeten Fällen kann die Überschreitung dieser „Oberen Richtkonzentrationen" therapeutisch notwendig sein.

Die therapeutisch üblichen Konzentrationen sowie die Oberen Richtkonzentrationen sind als Tabelle 4 im Anhang auf Seite 135 zusammengefasst.

**Praxistipp**

Ist eine Überschreitung der „Oberen Richtkonzentration" therapeutisch erforderlich, soll der Arzt seine Absicht durch einen besonderen Vermerk (Ausrufungszeichen) kenntlich machen. Fehlt ein solcher Vermerk, geht der Apotheker von einer Unklarheit aus und darf das Rezepturarzneimittel ohne Arztrücksprache nicht anfertigen.

# Systematik der Externa

Externa haben eine Wirkung auf die Haut, auch wenn sie keinen Wirkstoff enthalten. Der Arzt kann diesen Effekt nutzen, da er den Hautzustand des Patienten kennt und die passende Grundlage für die stadiengerechte Therapie auswählen kann. Einzuarbeitende Wirkstoffe müssen mit der Grundlage kompatibel sein.

Apotheker sind mit der Nomenklatur des Europäischen Arzneibuchs (Ph. Eur.) vertraut, die weitgehend mit den EU-weit in fast 30 Sprachen im Zulassungsrecht verbindlichen „Standard-Terms" zur Bezeichnung der Darreichungsformen bei Fertigarzneimitteln übereinstimmt. Dort sind die Darreichungsformen und damit auch die Grundlagen der Dermatika vor allem nach rheologischen Eigenschaften (fest, flüssig oder streichfähig), Polarität (hydrophil oder lipophil bzw. hydrophob) und physiko-chemischen Eigenschaften (ein- oder mehrphasig) klassifiziert. Eine flüssige oder halbfeste Zubereitung kann also jeweils ein- oder mehrphasig sein, alle können wiederum lipophil oder hydrophil sein.

Die Puder als **feste Zubereitungen** heißen nach Ph. Eur. **Pulver zur kutanen Anwendung**. Sie spielen nur noch eine untergeordnete Rolle.

### *Halbfeste Zubereitungen*

Die Grundlagen des Deutschen Arzneibuchs (DAB) sind 2016 umbenannt worden und passen nun besser in die Systematik des Europäischen Arzneibuchs (Ph. Eur.). Gelegentlich werden noch die alten Bezeichnungen angegeben (Tabelle 1).

Tab. 1: Grundlagen des Deutschen Arzneibuchs

| Bezeichnung seit 2016 (DAB 2015) | Alte Bezeichnung (DAB 2012) | Lateinische Bezeichnung (unverändert) |
|---|---|---|
| Kühlcreme | Kühlsalbe | Unguentum leniens |
| Anionische hydrophile Creme | Wasserhaltige hydrophile Salbe | Unguentum emulsificans aquosum |
| Wollwachsalkoholcreme | Wasserhaltige Wollwachsalkoholsalbe | Lanae alcoholum unguentum aquosum |

Ph. Eur. unterscheidet bei den **halbfesten Zubereitungen** zur kutanen Anwendung u.a. zwischen:

- Salben (lipophile, lipophile und zugleich Wasser aufnehmende, hydrophile)
- Cremes (lipophile, hydrophile)
- Gelen (lipophile, hydrophile)
- Pasten (lipophile, hydrophile)

**Salben** sind wasserfrei und bestehen aus einer einphasigen Grundlage, in der flüssige oder feste Substanzen (u.a. Wirkstoffe) dispergiert sein können. Wirkstoffe können aber auch gelöst enthalten sein.

*Hydrophobe Salben* können nur kleine Mengen Wasser aufnehmen. Typische Bestandteile sind Paraffine, pflanzliche Öle, tierische Fette oder Wachse.

*Wasser aufnehmende Salben* sind lipophil und können größere Mengen Wasser aufnehmen. Abhängig von der Art des Emulgators bilden sie Emulsionen vom W/O- oder O/W-Typ. Grundlagen dieser Salben sind Hydrophobe Salben, denen Emulgator zugesetzt wird.

*Hydrophile Salben* sind lipidfrei und mit Wasser abwaschbar. Häufig bestehen sie aus Mischungen von Macrogolen. Sie können Wasser nur in geringen Mengen enthalten bzw. ohne Konsistenzverlust aufnehmen.

**Cremes** sind mehrphasige Zubereitungen, die aus einer lipophilen und einer wässrigen Phase bestehen. Sie sind also immer wasserhaltig.

In *lipophilen Cremes* ist die äußere Phase die Fettphase. Sie enthalten Emulgatoren vom W/O-Typ und sind nicht abwaschbar.

In *hydrophilen Cremes* ist die äußere Phase wässrig. Sie enthalten Emulgatoren vom O/W-Typ und sind abwaschbar.

**Gele** bestehen aus Flüssigkeiten, die mit geeigneten Quellmitteln geliert werden.

*Lipophile Gele*, auch Oleogele genannt, bestehen üblicherweise aus Dickflüssigem Paraffin mit Zusatz von Polyethylen oder aus fetten Ölen, die geliert werden.

*Hydrophile Gele,* auch Hydrogele genannt, sind wässrig oder alkoholisch-wässrig und lipidfrei.

**Pasten** sind halbfeste Zubereitungen, die große Anteile von fein dispergierten Pulvern enthalten.

### *Flüssige Zubereitungen*

Wichtige Darreichungsformen in der Systematik der **flüssigen Zubereitungen** zur kutanen Anwendung sind analog:

- Flüssigkeiten (lipophile, hydrophile)
- Lösungen (lipophile, hydrophile)
- Emulsionen (lipophile, hydrophile)
- Suspensionen (lipophile, hydrophile)

**Flüssigkeiten** zur kutanen Anwendung bestehen nur aus dem flüssigen Wirkstoff.

**Lösungen** sind einphasig und enthalten die Wirkstoffe gelöst. Bei Alkohol-Lipid-Gemischen ist die Grenze zwischen lipophil und hydrophil fließend. Bei hoher Viskosität kommen sie an die Grenze zu lipophilen oder zu hydrophilen Gelen als den jeweils halbfesten Zubereitungen.

**Emulsionen** bestehen aus einer lipophilen und einer wässrigen Phase. Sie enthalten die Wirkstoffe gelöst oder suspendiert. Bei hoher Viskosität kommen lipophile Emulsionen mit Emulgatoren vom W/O-Typ an die Grenze zu lipophilen Cremes, hydrophile Emulsionen mit Emulgatoren vom O/W-Typ an die Grenze zu hydrophilen Cremes als den jeweils halbfesten Zubereitungen.

**Suspensionen** bestehen aus einer flüssigen und einer festen Phase, üblicherweise die Wirkstoffe. Bei hoher Viskosität kommen sie an die Grenze zu lipophilen oder zu hydrophilen Gelen bzw. zu lipophilen oder zu hydrophilen Pasten als den jeweils halbfesten Zubereitungen.

### *Standard-Terms*

Die gesetzlichen Standard-Terms, wie sie auf den Behältnissen der industriellen Fertigarzneimittel, auf den Umverpackungen und in den Fachinformationen die Darreichungsform bezeichnen, richten sich vor allem an den Patienten und verzichten deshalb auf die therapeutisch wichtigen Attribute „lipophil" und „hydrophil". Zur Verständigung zwischen Arzt und Apotheker sollten und können diese aber jeweils leicht ergänzt werden. In Zweifelsfällen wird die Bezeichnung dem überwiegenden Charakter nach gegeben: Ein hydrophiles Gel mit emulgierten Lipiden ist eine (hydrophile) Creme.

Vor Einführung der Standard-Terms beeinflussten sich der z.T. aus dem Lateinischen kommende Sprachgebrauch der Dermatologen und die oft blumige Namensgebung der pharmazeutischen Industrie für dermatologische Spezialitäten gegenseitig. In manchen Fällen treffen deshalb bei Handelspräparaten noch heute Namensbestandteil und Darreichungsform scheinbar widersprüchlich aufeinander, wie „Fettsalbe" oder „Salbe" mit „Creme". Auch aus der Kosmetikbranche übernommene Begriffe, wie „Lotion" für eine Hautemulsion, aus dem angelsächsischen Sprachgebrauch übertragene Bedeutungen, wie „Lotion" für die ohne Einmassieren auf Wunden oder den Augen angewendete Spüllösung, sowie lateinische Bezeichnungen, wie „Lotio" für eine Pigmentsuspension, können Verwirrung stiften.

# Dermatologisch – pharmazeutisch – standard-termisch

Aufgrund der Namenszusätze oder sonstiger Beschreibungen werden bei einem Präparat bestimmte Eigenschaften erwartet. Welche das erfahrungsgemäß sind, ist nachfolgend zusammengestellt und in die Ph.-Eur.-Systematik sowie die Standard-Terms „übersetzt".

*Hydrogel:* meist klares, wasserhaltiges Gel, fettfrei. Nach Ph. Eur. entspricht es dem hydrophilen Gel.

*Lotion:* dickflüssige Milch, wasserhaltig, mehr oder weniger fetthaltig. Nach Ph. Eur. entspricht eine „Lotion" einer flüssigen Emulsion vom O/W- oder W/O-Typ. Sie hat einen relativ hohen Wassergehalt.

*Creme:* streichfähige Zubereitung, nicht so „fettig" und fest wie eine Salbe, wasserhaltig. Nach Ph. Eur. sind Cremes zwei- oder mehrphasige Systeme, eine davon ist wässrig. Es gibt hydrophile und lipophile Cremes.

*Cresa:* zusammengesetzt aus den Worten „Creme" und „Salbe". Fetter, als man es bei einer Creme vermutet, jedoch als O/W-System. Handelsübliche Cresa enthalten bis zu 70% Fett in einer O/W-Emulsion. Nach Ph. Eur. entspricht das einer hydrophilen Creme. Der Begriff Creme sagt nach Ph. Eur. nichts über den Fettgehalt aus!

*Salbe:* im Unterschied zur Creme eine fettere und auch festere Zubereitung. Nach Ph. Eur. ist eine Salbe ein einphasiges System; handelt es sich um eine mehrphasige wässrige Zubereitung, wird sie immer als Creme bezeichnet, ganz gleich, wie hoch der Fettgehalt ist. Salben können Wasser aufnehmen oder sind mit Wasser mischbar. Sie können auch fettfrei sein.

*Fettsalbe:* im Vergleich zur Salbe noch „fetter", mit Wasser nicht abwaschbar, feuchtigkeitsundurchlässig bzw. okklusiv. Nach Ph. Eur. entspricht das z.B. einer hydrophoben Salbe.

*Paste:* feste, eher schwer streichfähige Zubereitung mit hohem Feststoffanteil. Nach Ph. Eur.: Paste.

*Puder:* (wirkstoffhaltige) Pulver, die nur aus Feststoffen oder auch aus einer Mischung fester und fettiger Komponenten (Fettpuder) bestehen können, streufähig. Ph. Eur. bezeichnet sie als Puder.

*Schüttelmixtur:* Flüssigkeit mit aufschüttelbarem Feststoffanteil, üblicherweise Zinkoxid. Nach Ph. Eur. entspricht das einer Suspension. Sie wird, nicht zuletzt wegen gebräuchlicher lateinischer Bezeichnungen (Lotio Zinci oxidati, Lotio alba aquosa), in der Praxis auch als „Lotio" bezeichnet.

*Lotio:* siehe „Schüttelmixtur"

Tabelle 2 stellt die Begriffe tabellarisch gegenüber.

Tab. 2: Dermatologisch, pharmazeutisch und als Standard-Term verwendete Bezeichnungen [modifiziert nach Daniels][6]

| Dermatologisch | Pharmazeutisch | Standard-Terms |
|---|---|---|
| Creme | Hydrophile Creme | Creme |
| Cresa | Hydrophile Creme | Creme |
| Fettsalbe | Wasseraufnehmende Salbe; hydrophobe Salbe | Salbe |
| Fettcreme | Lipophile Creme | Creme |
| Gel | Hydrogel (hydrophiles Gel) | Gel |
| Lotio (Schüttelmixtur) | Hydrophile Suspension | Suspension |
| Lotion (Hydrolotio) | Hydrophile Emulsion | Emulsion |
| Lotion (Lipolotio) | Lipophile Emulsion | Emulsion |
| Paste | Lipophile Paste | Paste |
| Puder | Pulver zur kutanen Anwendung | Pulver zur kutanen Anwendung |
| (fettfreie) Salbe | Hydrophile Salbe | Salbe |
| Salbe | Lipophile Creme; wasseraufnehmende Salbe | Creme; Salbe |
| Tinktur | Hydrophile Lösung | Lösung |
| Wasserpaste | Hydrophile Paste | Paste |

6 Vortrag Prof. Rolf Daniels am 23.1.2015, Pharmacon Schladming

## Hautzustand und Dermatika-Grundlage

Die Auswahl der Dermatika-Grundlage sollte sich nach dem Hautzustand richten, sofern nicht andere – wichtigere – Kriterien dagegen sprechen. Vereinfacht gesagt gilt das Prinzip „feucht auf feucht" und „trocken (wasserfrei) auf trocken" (Abbildung 3).

**Praxistipp**

- Für akut nässende Dermatose sind feuchte Umschläge geeignet.
- Für chronisch hyperkeratotische Zustände sind lipophile Salben empfehlenswert.

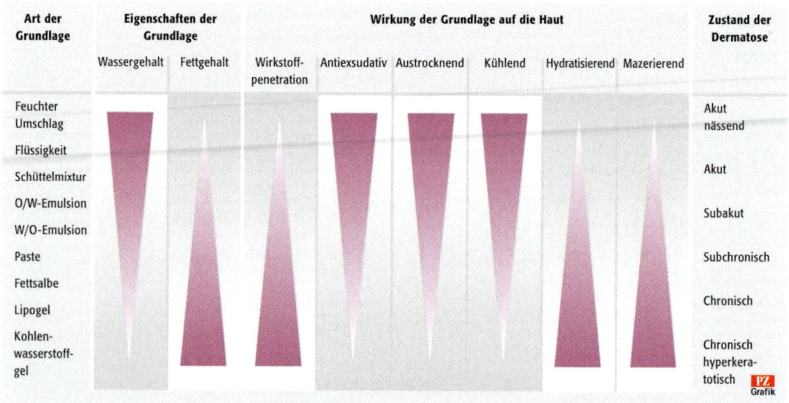


Abb. 3: Zustand der Dermatose und geeignete Grundlagen. PZ-Grafik: Matthias Woczyna

### *„Phasendreieck" und „Surber-Schema"*

Immer wieder wird versucht, Auswahlkriterien für die Dermatikagrundlagen in Abhängigkeit vom Erkrankungszustand in einer Grafik darzustellen. Das in der zweiten Hälfte des letzten Jahrhunderts versuchte „Phasendreieck" wurde „erheblich überstrapaziert"[7]. Es wird weder der amtlich standardisierten Systematik der Darreichungsformen noch den therapeutischen Erfordernissen gerecht und heute nur noch im medizinhistorischen Zusammenhang genannt. Schon früher hieß es[8]: „Auch der früher aus den Reihen der Dermatologen erstellte Versuch [...] blieb unbefriedigend."

Das neue Schema nach Christian Surber[9] ist umfassender (Abbildung 4). Es berücksichtigt in einem zweidimensionalen Feld die Polarität, also hydrophil oder lipophil, und die Konsistenz als galenische Merkmale des Grundlagenspektrums sowie den Hautzustand und die Größe des zu behandelnden Hautareals als medizinische Faktoren. Die Markierungen für zehn typische Zubereitungen illustrieren die unterschiedlichen Bereiche des Feldes.

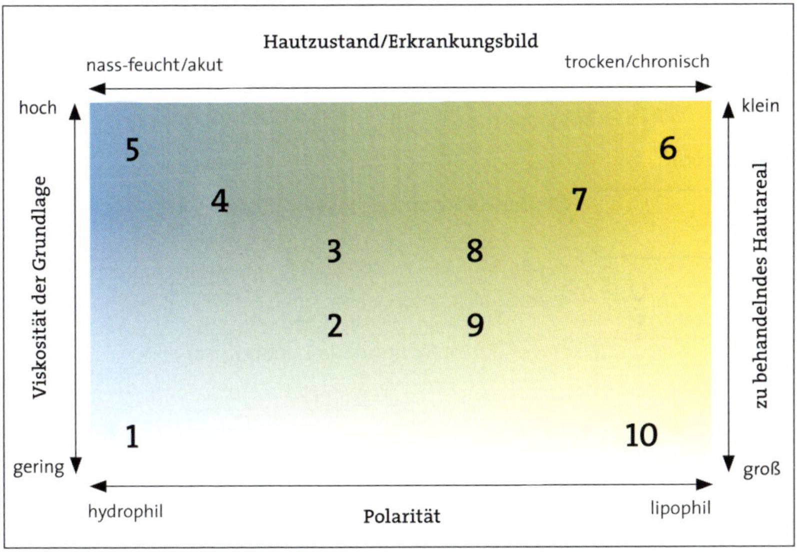


Abb. 4: Schema der Dermatika nach Christian Surber. 1 wässrige Lösung/Suspension; 2 O/W-Emulsion; 3 O/W-Creme; 4 Hydrogel mit O/W-Cremeanteil; 5 Hydrogel; 6 Kohlenwasserstoffgel; 7 wasseraufnehmende Salbe; 8 W/O-Creme; 9 W/O-Emulsion; 10 ölige Lösung/Suspension. PZ-Grafik: Stephan Spitzer

[7] Niedner, R., Grundprinzipien der dermatologischen Therapie. In: Niedner, R., Ziegenmeyer, J. (Hrsg.), Dermatika, Wissenschaftliche Verlagsgesellschaft, Stuttgart 1992, S. 38–39.

[8] Ude, P., Wirkstoffe, Wirkstoffträger und Hautorgan. In: Hornstein, O. P., Schnyder, U. W., Schonfeld, J. (Hrsg.), Neue Entwicklungen in der Dermatologie, Springer Verlag Berlin Heidelberg 1984, S. 20-28.

[9] Lein, A., Rezepturarzneimittel: Gemeinsame Sache, Pharm. Ztg. 163 (2018) 20–21.

# Charakteristika von Dermatika im Blick: das Piktogramm

Die Nomenklatur des Europäischen Arzneibuchs gibt Aufschluss darüber, um welchen Emulsionstyp und um welche Art von Zubereitung es sich handelt. Die verwendeten Standard-Terms vermitteln jedoch weder den lipophilen bzw. hydrophilen Charakter noch die Mengenverhältnisse in den Zubereitungen. Das Piktogramm bei den Rezepturformeln und Dermatika-Grundlagen soll es dem Therapeuten erleichtern, wesentliche Charakteristika der Zubereitung mit einem Blick zu erfassen und die geeignete auszuwählen.

Für Rezepturformeln mit mehreren Konzentrationsstufen ist jeweils nur das Piktogramm mit der niedrigsten Konzentration angegeben.

Die Piktogramm-Flächen spiegeln die anteilige Zusammensetzung wider, unabhängig davon, wie die Phasen in der Zubereitung verteilt sind. Zwischen Wirk- und Hilfsstoffen wird nicht unterschieden. Die Rahmenfarbe kennzeichnet, ob es sich um eine hydrophile oder eine lipophile Zubereitung handelt.

**Der Rahmen:**

**Blauer Rahmen:** hydrophile Zubereitung

Hydrophile Zubereitungen können auch wasserfrei sein, beispielsweise alkoholische oder macrogolische Zubereitungen

**Roter Rahmen:** lipophile Zubereitung

**Die Flächen:**

Die Bestandteile werden ihren Eigenschaften gemäß mit verschiedenen Farben gekennzeichnet.

**Blau:** Wasser

**Hellblau:** hydrophile Bestandteile

**Grau:** ungelöste Bestandteile, die suspendiert vorliegen

**Orange:** lipophile Bestandteile

Hydrophile bzw. lipophile Bestandteile sind flüssige oder halbfeste Anteile der Zubereitung. Sind Stoffe in einer Phase gelöst (!), werden sie zu der Phase hinzugezählt.

Je nach Zusammensetzung können Bestandteile zum lipophilen bzw. hydrophilen Teil oder den Feststoffen gerechnet werden. Beispiel:

- Salicylvaselin: Salicylsäure ist in Vaselin suspendiert und zählt als Feststoff.
- Salicylsäure-Spiritus: Salicylsäure ist gelöst und zählt zusammen mit dem Alkohol als hydrophiler Bestandteil.

**Piktogramm-Beispiele**

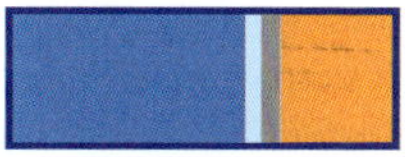

Hydrophile Salicylsäure-Creme 5 % (NRF 11.106.)

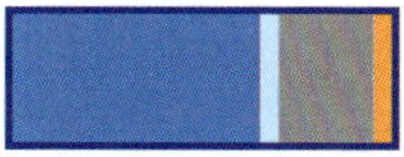

Hydrophiles Zinkoxid-Liniment 25 % SR (NRF 11.109.)

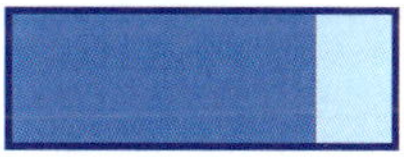

Hydrophiles Aluminiumchlorid-Hexahydrat-Gel 15 % (NRF 11.24.)

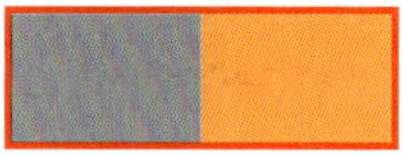

Zinkoxidöl DAC (NRF 11.20.)

# Tipps zur Verordnung von Oralia

Oralia sind Zubereitungen zum Einnehmen. Ziel ist meist die Resorption und systemische Wirkung, manchmal auch die Lokalwirkung am Magen-Darm-Trakt, wie bei Neomycinsulfat, Kohle oder Brechsirup. Der Wirkstoff wird dafür in eine geeignete Darreichungsform gebracht, z. B. Pulver, Kapseln oder Flüssigkeiten. Eine Sonderform sind Arzneitees, einschließlich Cannabisblüten, die erst vom Anwender trinkfertig zubereitet werden.

## Feste Zubereitungen

Meist handelt es sich um Pulver oder um Hartkapseln.

Bei **Pulvern** wird die Wirkstoffmenge je Einzeldosis verordnet. Die Apotheke bereitet den Wirkstoff auf und ergänzt ggf. Füllmittel, sodass diese Dosis einzeln abgepackt oder mit einem bestimmten, dem Patienten mitgegebenen Dosierlöffel exakt entnommen werden kann. Ändert sich die Dosierung für den Patienten, muss sich die Menge auch dann präzise mit dem Dosierlöffel abmessen lassen. Gelingt dies nicht, ist ein Pulver mit angepasster Wirkstoffkonzentration zu verordnen.

Pulver zur Herstellung von Lösungen zum Einnehmen werden durch den Anwender zu einem definierten Flüssigkeitsvolumen gelöst. Teilmengen der Flüssigkeit werden abgemessen und eingenommen.

Bei **Kapseln** wird die Einzeldosis je Kapsel rezeptiert. Kann die Kapsel nicht geschluckt werden, wird der Inhalt ausgefüllt und via Sonde verabreicht oder mit Nahrung eingenommen. Anders als Tabletten können Kapseln nicht geteilt werden. Ändert sich die Dosis und entspricht nicht mehr einer oder mehreren Kapseln, müssen Kapseln in neuer Dosierung verordnet und hergestellt werden.

Üblich sind die Kapselgrößen 0 und 1 mit den Volumina um 0,7 bzw. 0,5 mL. Die Hüllen sind aus Hartgelatine; vegane, koschere oder magensaftresistente Hüllen sind nicht ohne Weiteres zu bekommen. Kapselhüllen können farblos oder mit Arzneimittelfarbstoffen eingefärbt sein.

### Praxistipp

Verordnen Sie bei festen Arzneiformen die Wirkstoffmenge je Einzel- bzw. Tagesdosis (Menge der Einzelgaben) sowie eine der Therapiedauer angemessene Stückzahl.

# Flüssige Zubereitungen

Flüssige Zubereitungen sind Lösungen, Emulsionen und Suspensionen zum Einnehmen. Sie werden als **Tropfen** bezeichnet, wenn die abzumessende Einzeldosis (!) bis zu 5 mL beträgt.

**Saft** ist eine Trivialbezeichnung.

**Sirupe** enthalten hohe Anteile Zuckerstoffe.

Flüssige Zubereitungen können Geschmackskorrigenzien und Konservierungsmittel enthalten sowie Hilfsstoffe, die Wirkstoffstabilität, Anwendung und Verträglichkeit verbessern.

Flüssige Zubereitungen sind in der Regel Mehrdosenzubereitungen. Der Anwender entnimmt die verordnete Einzeldosis wie in der Gebrauchsanweisung vorgeschrieben. Wichtig ist, dafür eine Applikationshilfe mit geeigneter Volumengraduierung zu nehmen, z. B. eine Kolbenpipette (Oralspritze) oder einen Dosierlöffel oder -becher. Nur so lässt sich das richtige Volumen aus der Vorratsflasche entnehmen. Die Apotheke gibt dem Patienten üblicherweise eine geeignete Applikationshilfe mit. Damit können Dosisänderungen einfach durch Volumenanpassung umgesetzt werden. Das ist vor allem in der Pädiatrie relevant.

**Praxistipp**

Flüssige Zubereitungen werden in aller Regel in Millilitern verordnet, nicht in Gramm. Beispiel: Methadonhydrochlorid-Lösung 5 mg/mL, 50 mL.

### *Konservierung*

Mikrobiell anfällige Zubereitungen sind grundsätzlich zu konservieren. Großvolumig (literweise) angewendete Flüssigkeiten und solche für Früh- und Neugeborene sollen jedoch möglichst unkonserviert sein. Sie werden entweder in der Apotheke unmittelbar vor der Anwendung hergestellt oder steril, als Einzeldosen abgepackt (z. B. Kohle-Suspension nach NRF-Vorschrift 19.5.) oder durch den Anwender aus einem Pulver frisch zubereitet (z. B. Glucose-Elektrolyt-Mischungen nach NRF-Vorschrift 6.5.). Vorräte können durch Tieffrieren haltbar gemacht werden.

### *Tropfengrundlage*

Die NRF-Stammzubereitung S.52. „Grundlage für Suspensionen zum Einnehmen“ ist eine viskose Trägerlösung, mit Kaliumsorbat konserviert und schmeckt süß. Sie ist einfach zusammengesetzt, speziell für pädiatrische Tropfen und Lösungen geeignet. „Viskose Grundlösung DAC" hingegen wird in der Substitutionstherapie Opiatabhängiger angewendet und wirkt stark osmotisch, was für die Pädiatrie riskant und unerwünscht ist.

**Praxistipp**

Verordnen und dosieren Sie flüssige Oralia nicht nach Tropfenzahl. Tropfen lassen sich vom Anwender meist nur ungenau abmessen und sind daher obsolet. Besser geeignet ist die **volumetrische Dosierung**, z. B. mit Spritzen, die eine gut ablesbare Graduierung haben.

# Arzneitees

Arzneitees bestehen aus getrockneten Pflanzen oder Pflanzenteilen. Es kann sich um Teemischungen handeln oder um nur einen Bestandteil, wie bei Cannabisblüten nach den NRF-Vorschriften 22.14. und 22.15.

Arzneitees werden in Gramm verordnet.

Bei stark wirksamen Tees muss die Droge gemäß Verordnung genau abgeteilt werden. Entweder geschieht dies bereits in der Apotheke oder der Anwender entnimmt die Dosis mit einem kleinen Dosierlöffel aus einem Mehrdosenbehältnis.

Pflanzliche Drogen werden üblicherweise erst vom Anwender unmittelbar vor der Einnahme mit Wasser nach Gebrauchsanweisung extrahiert und abgeseiht.

**Praxistipp**

Sind „Cannabisblüten zur Teezubereitung (NRF 22.14.)" verordnet, dosiert der Patient die Blüten mit Hilfe eines Dosierlöffels. Bei „Cannabisblüten in Einzeldosen zu x g (NRF 22.15.)" werden die Dosen in der Apotheke bereits einzeln abgepackt.

# Standardisierte Rezepturen

## Anwendung auf der Haut

**Rp.** (Bitte Leerräume durchstreichen)

**Hydrophiles Aluminiumchlorid-Hexahydrat-Gel … % (NRF 11.24.) … g**

Anwendung: Wo? Wann/wie oft? Wie lange? ______________________

Anwendungsvorschlag:
bei Hyperhidrosis

| | 15 % | 20 % |
|---|---|---|
| Aluminiumchlorid-Hexahydrat | 15,0 g | 20,0 g |
| Hydroxyethylcellulose 250 | 5,0 g | 5,0 g |
| Gereinigtes Wasser | zu 100,0 g | zu 100,0 g |

Aufbrauchsfrist: 6 Monate (Glasflasche, Spenderdose)

**Rp.** (Bitte Leerräume durchstreichen)

**2-Propanolhaltige Aluminiumchlorid-Hexahydrat-Lösung … % (NRF 11.1.) … g**

Anwendung: Wo? Wann/wie oft? Wie lange? ______________________

Anwendungsvorschlag:
bei Hyperhidrosis

| | 15 % | 20 % |
|---|---|---|
| Aluminiumchlorid-Hexahydrat | 15,0 g | 20,0 g |
| Gereinigtes Wasser | 15,0 g | 20,0 g |
| 2-Propanol | zu 100,0 g | zu 100,0 g |

Aufbrauchsfrist: 6 Monate (Glasflasche, Kunststoffflasche)

**Rp.** (Bitte Leerräume durchstreichen)

## Viskose Aluminiumchlorid-Hexahydrat-Lösung … % (NRF 11.132.) … g

Anwendung: Wo? Wann/wie oft? Wie lange? ____________________

Anwendungsvorschlag:
bei Hyperhidrosis

| | **15 %** | **20 %** |
|---|---|---|
| Aluminiumchlorid-Hexahydrat | 15,0 g | 20,0 g |
| Hydroxyethylcellulose 250 | 2,0 g | 2,0 g |
| Gereinigtes Wasser | zu 100,0 g | zu 100,0 g |

Aufbrauchsfrist: 6 Monate (Glasflasche, Kunststoffflasche)

**Rp.** (Bitte Leerräume durchstreichen)

## Lipophile Ammoniumbituminosulfonat-Creme … % (NRF 11.12.) … g

Anwendung: Wo? Wann/wie oft? Wie lange? ____________________

Anwendungsvorschlag:
bei entzündlichen Hauterkrankungen

| | **5 %** | **10 %** | **20 %** | **50 %** |
|---|---|---|---|---|
| Ammoniumbituminosulfonat | 5,0 g | 10,0 g | 20,0 g | 50,0 g |
| Wollwachsalkoholsalbe DAB | 85,5 g | 81,0 g | 72,0 g | 45,0 g |
| Gereinigtes Wasser | zu 100,0 g | zu 100,0 g | zu 100,00 g | zu 100,0 g |

Aufbrauchsfrist: 1 Jahr (Tube), 6 Monate (Spenderdose)

Anmerkung: anstelle Wollwachsalkoholsalbe DAB auch Wollwachsalkoholsalbe SR DAC (mit gelbem Vaselin/weißem Vaselin) möglich

**Rp.** (Bitte Leerräume durchstreichen)

## Ammoniumbituminosulfonat-Zinkoxidschüttelmixtur … % (NRF 11.2.) … g

Anwendung: Wo? Wann/wie oft? Wie lange? ____________________

Anwendungsvorschlag:
bei entzündlichen Hauterkrankungen

| | **2,5 %** | **5 %** | **10 %** |
|---|---|---|---|
| Ammoniumbituminosulfonat | 2,5 g | 5,0 g | 10,0 g |
| Bentonit | 1,0 g | 1,5 g | 2,0 g |
| Zinkoxid | 20,0 g | 20,0 g | 20,0 g |
| Talkum | 20,0 g | 20,0 g | 20,0 g |
| Glycerol 85 % | 30,0 g | 30,0 g | 30,0 g |
| Gereinigtes Wasser | zu 100,0 g | zu 100,0 g | zu 100,0 g |

Aufbrauchsfrist: 6 Monate (Glasflasche), 3 Monate (Kunststoffflasche)

Rp. (Bitte Leerräume durchstreichen)

**Ethanolhaltige Ammoniumbituminosulfonat-Zinkoxidschüttelmixtur … % (NRF 11.4.) … g**

Anwendung: Wo? Wann/wie oft? Wie lange? ______________________

Anwendungsvorschlag:
bei entzündlichen Hauterkrankungen

| | **2,5 %** | **5 %** | **10 %** |
|---|---|---|---|
| Ammoniumbituminosulfonat | 2,5 g | 5,0 g | 10,0 g |
| Zinkoxid | 20,0 g | 20,0 g | 20,0 g |
| Talkum | 20,0 g | 20,0 g | 20,0 g |
| Glycerol 85 % | 20,0 g | 20,0 g | 20,0 g |
| Gereinigtes Wasser | 17,5 g | 15,0 g | 10,0 g |
| Ethanol 90 % (V/V) | zu 100,0 g | zu 100,0 g | zu 100,0 g |

Aufbrauchsfrist: 6 Monate (Glasflasche), 3 Monate (Kunststoffflasche)

Rp. (Bitte Leerräume durchstreichen)

**Hydrophile Betamethasonvalerat-Creme … % (NRF 11.37.) … g**

Anwendung: Wo? Wann/wie oft? Wie lange? ______________________

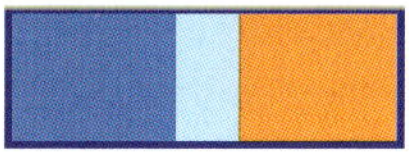

**Rp!** Anwendungsvorschlag: bei entzündlichen und pruriginösen Hauterkrankungen

| | **0,025 %** | **0,05 %** | **0,1 %** |
|---|---|---|---|
| Betamethasonvalerat | 0,025 g | 0,05 g | 0,1 g |
| Citronensäure | 0,025 g | 0,025 g | 0,025 g |
| Natriumcitrat | 0,025 g | 0,025 g | 0,025 g |
| Gereinigtes Wasser | 4,95 g | 4,95 g | 4,95 g |
| Basiscreme DAC | zu 100,0 g | zu 100,0 g | zu 100,0 g |

Aufbrauchsfrist: 1 Jahr (Tube), 6 Monate (Spenderdose)

Rp. (Bitte Leerräume durchstreichen)

**Hydrophile Betamethasonvalerat-Emulsion … % (NRF 11.47.) … g**

Anwendung: Wo? Wann/wie oft? Wie lange? ______________________

**Rp!** Anwendungsvorschlag: bei entzündlichen und pruriginösen Hauterkrankungen

| | **0,025 %** | **0,05 %** | **0,1 %** |
|---|---|---|---|
| Betamethasonvalerat | 0,025 g | 0,05 g | 0,1 g |
| Hydrophile Basisemulsion DAC | zu 100,0 g | zu 100,0 g | zu 100,0 g |

Aufbrauchsfrist: 6 Monate (Kunststoffflasche)

Rp. (Bitte Leerräume durchstreichen)

**Betamethasonvalerat 0,1 % in Kühlcreme DAB … g**

Anwendung: Wo? Wann/wie oft? Wie lange? ______________________

**Rp!** Anwendungsvorschlag: bei entzündlichen und pruriginösen Hauterkrankungen

| | | |
|---|---|---|
| Betamethasonvalerat | 0,1 | g |
| Kühlcreme DAB | zu 100,0 | g |

Aufbrauchfrist: 4 Wochen (Tube, Spenderdose)

Anmerkung: keine NRF-Vorschrift, Stabilität durch Zentrallaboratorium geprüft

Rp. (Bitte Leerräume durchstreichen)

**Hydrophile Capsaicinoid-Creme … % (NRF 11.125.) … g**

Anwendung: Wo? Wann/wie oft? Wie lange? ______________________

Anwendungsvorschlag: als Antipruriginosum und als lokales Analgetikum

| | **0,025 %** | **0,05 %** | **0,1 %** |
|---|---|---|---|
| Capsaicinoide | 0,025 g | 0,05 g | 0,1 g |
| Basiscreme DAC | 50,0 g | 50,0 g | 50,0 g |
| Propylenglycol | 21,975 g | 21,95 g | 21,9 g |
| Gereinigtes Wasser | zu 100,0 g | zu 100,0 g | zu 100,0 g |

Aufbrauchsfrist: 1 Jahr (Tube), 6 Monate (Spenderdose)

Rp. (Bitte Leerräume durchstreichen)

**Lipophile Capsaicinoid-Creme … % (NRF 11.146.) … g**

Anwendung: Wo? Wann/wie oft? Wie lange? ____________________



Anwendungsvorschlag: als Antipruriginosum und Analgetikum

| | **0,025 %** | **0,05 %** | **0,75 %** |
|---|---|---|---|
| Capsaicinoide | 0,025 g | 0,05 g | 0,75 g |
| Propylenglycol | 14,975 g | 14,95 g | 14,925 g |
| Gereinigtes Wasser | 25,0 g | 25,0 g | 25,0 g |
| Emulgierendes hydrophobes Basisgel DAC | zu 100,0 g | zu 100,0 g | zu 100,0 g |

| | **0,1 %** | **0,25 %** |
|---|---|---|
| Capsaicinoide | 0,1 g | 0,25 g |
| Propylenglycol | 14,9 g | 14,75 g |
| Gereinigtes Wasser | 25,0 g | 25,0 g |
| Emulgierendes hydrophobes Basisgel DAC | zu 100,0 g | zu 100,0 g |

Aufbrauchsfrist: 6 Monate (Tube, Spenderdose)

**Rp.** (Bitte Leerräume durchstreichen)

**Hydrophile Chlorhexidindigluconat-Creme … % (NRF 11.116.) … g**

Anwendung: Wo? Wann/wie oft? Wie lange? ______________________

Anwendungsvorschlag:
als Antiseptikum

| | **0,5 %** | **1 %** |
|---|---|---|
| Chlorhexidindigluconat-Lösung (200 g/L) | 2,66 g | 5,33 g |
| Basiscreme DAC | zu 100,0 g | zu 100,0 g |

Aufbrauchsfrist: 1 Jahr (Tube), 6 Monate (Spenderdose)

**Rp.** (Bitte Leerräume durchstreichen)

**Ethanolhaltige Chlorhexidindigluconat-Lösung … % (NRF 11.126.) … g**

Anwendung: Wo? Wann/wie oft? Wie lange? ______________________

Anwendungsvorschlag:
als Antiseptikum

| | **0,5 %** | **1 %** |
|---|---|---|
| Chlorhexidindigluconat-Lösung (200 g/L) | 2,66 g | 5,33 g |
| Ethanol 70 % (V/V) | zu 100,0 g | zu 100,0 g |

Aufbrauchsfrist: 6 Monate (Glasflasche)

**Rp.** (Bitte Leerräume durchstreichen)

**Hydrophile Clobetasolpropionat-Creme 0,05 % (NRF 11.76.) … g**

Anwendung: Wo? Wann/wie oft? Wie lange? ______________________

**Rp!** Anwendungsvorschlag: bei therapieresistenten steroidsensiblen Dermatosen

| | |
|---|---|
| Clobetasolpropionat | 0,05 g |
| Citronensäure | 0,025 g |
| Natriumcitrat | 0,025 g |
| Gereinigtes Wasser | 4,95 g |
| Basiscreme DAC | zu 100,0 g |

Aufbrauchsfrist: 1 Jahr (Tube), 6 Monate (Spenderdose)

Rp. (Bitte Leerräume durchstreichen)

**Clotrimazol 1 % in Basiscreme DAC … g**

Anwendung: Wo? Wann/wie oft? Wie lange? ______________________

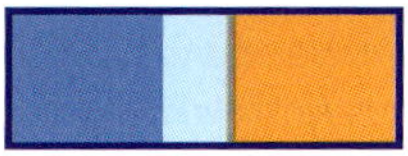

Anwendungsvorschlag:
als Antimykotikum

| | | |
|---|---|---|
| Clotrimazol | 1,0 | g |
| Basiscreme DAC | zu 100,0 | g |

Aufbrauchsfrist: 3 Monate (Tube, Spenderdose)

Anmerkung: keine NRF-Vorschrift, Stabilität durch Zentrallaboratorium geprüft

Rp. (Bitte Leerräume durchstreichen)

**Clotrimazol 1 % und Salicylsäure 5 % in Basiscreme DAC … g**

Anwendung: Wo? Wann/wie oft? Wie lange? ______________________

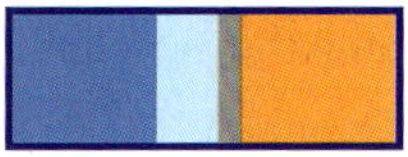

Anwendungsvorschlag:
als Antimykotikum

| | | |
|---|---|---|
| Clotrimazol | 1,0 | g |
| Salicylsäure | 5,0 | g |
| Basiscreme DAC | zu 100,0 | g |

Aufbrauchsfrist: 1 Woche (Tube, Spenderdose)

Anmerkung: keine NRF-Vorschrift, Stabilität durch Zentrallaboratorium geprüft

Rp. (Bitte Leerräume durchstreichen)

**Clotrimazol 1 % in Nichtionischer hydrophiler Creme DAB … g**

Anwendung: Wo? Wann/wie oft? Wie lange? ______________________

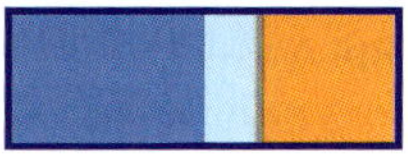

Anwendungsvorschlag:
als Antimykotikum

| | | |
|---|---|---|
| Clotrimazol | 1,0 | g |
| Nichtionische hydrophile Creme DAB | zu 100,0 | g |

Aufbrauchsfrist: 3 Monate (Tube, Spenderdose)

Anmerkung: keine NRF-Vorschrift, Stabilität durch Zentrallaboratorium geprüft

Rp. (Bitte Leerräume durchstreichen)

**Hydrophile Clotrimazol-Lösung 1 % (NRF 11.40.) ... g**

Anwendung: Wo? Wann/wie oft? Wie lange? ______________________

Anwendungsvorschlag:
als Antimykotikum

| | | |
|---|---|---|
| Clotrimazol | 1,0 | g |
| Macrogol 400 | zu 100,0 | g |

Aufbrauchsfrist: 6 Monate (Glasflasche)

Rp. (Bitte Leerräume durchstreichen)

**Clotrimazol 1 % und Salicylsäure 5 % in 2-Propanol ... g**

Anwendung: Wo? Wann/wie oft? Wie lange? ______________________

Anwendungsvorschlag:
als Antimykotikum

| | | |
|---|---|---|
| Clotrimazol | 1,0 | g |
| Salicylsäure | 5,0 | g |
| Propylenglycol | 20,0 | g |
| 2-Propanol | zu 100,0 | g |

Aufbrauchsfrist: 1 Woche (Glasflasche)
Anmerkung: keine NRF-Vorschrift, Stabilität durch Zentrallaboratorium geprüft

Rp. (Bitte Leerräume durchstreichen)

**Dexamethason 0,05 % in Anionischer hydrophiler Creme DAB ... g**

Anwendung: Wo? Wann/wie oft? Wie lange? ______________________

**Rp!** Anwendungsvorschlag: bei entzündlichen und pruriginösen Hauterkrankungen

| | | |
|---|---|---|
| Dexamethason | 0,05 | g |
| Anionische hydrophile Creme DAB | zu 100,0 | g |

Aufbrauchfrist: 6 Monate (Tube, Spenderdose)
Anmerkung: keine NRF-Vorschrift, Stabilität durch Zentrallaboratorium geprüft

Rp. (Bitte Leerräume durchstreichen)

**Hydrophile Dexpanthenol-Creme 5 % (NRF 11.28.) … g**

Anwendung: Wo? Wann/wie oft? Wie lange? ______________________

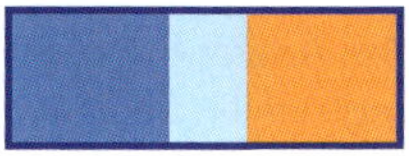

Anwendungsvorschlag: zur Förderung der Epithelisierung einfacher Hautverletzungen

| | | |
|---|---|---|
| Dexpanthenol | 5,0 | g |
| Citronensäure | 0,03 | g |
| Gereinigtes Wasser | 5,0 | g |
| Basiscreme DAC | zu 100,0 | g |

Aufbrauchsfrist: 1 Jahr (Tube), 6 Monate (Spenderdose)

Rp. (Bitte Leerräume durchstreichen)

**Lipophile Dexpanthenol-Creme 5 % (NRF 11.29.) … g**

Anwendung: Wo? Wann/wie oft? Wie lange? ______________________

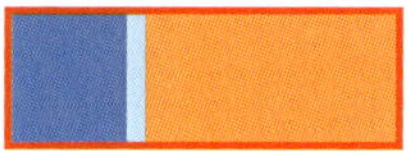

Anwendungsvorschlag: zur Förderung der Epithelisierung einfacher Hautverletzungen

| | | |
|---|---|---|
| Dexpanthenol | 5,0 | g |
| Gereinigtes Wasser | 30,0 | g |
| Citronensäure | 0,03 | g |
| Mittelkettige Triglyceride | 7,0 | g |
| Wollwachsalkoholsalbe DAB | zu 100,0 | g |

Aufbrauchsfrist: 4 Wochen (Tube, Spenderdose)

Rp. (Bitte Leerräume durchstreichen)

**Dimethylsulfoxid-Creme 50 % (NRF 2.6.) … g**

Anwendung: Wo? Wann/wie oft? Wie lange? ______________________

**Rp!** Anwendungsvorschlag: beim komplexen regionalen Schmerzsyndrom (CRPS)

| | | |
|---|---|---|
| Dimethylsulfoxid | 50,0 | g |
| Carbomer 50000 | 1,0 | g |
| Basiscreme DAC | zu 100,0 | g |

Aufbrauchsfrist: 1 Jahr (Tube mit Kunststoffbeutel, Weithalsglas),
6 Monate (Spenderdose)

Rp. (Bitte Leerräume durchstreichen)

**Dimethylsulfoxid-Hautspray 50 % (NRF 2.7.) … g**

Anwendung: Wo? Wann/wie oft? Wie lange? ______________________________

**Rp!** Anwendungsvorschlag: beim komplexen regionalen Schmerzsyndrom (CRPS)

| | | |
|---|---|---|
| Dimethylsulfoxid | 50,0 | g |
| Gereinigtes Wasser | zu 100,0 | g |

Aufbrauchsfrist: 6 Monate (Glasflasche, Kunststoffflasche mit Zerstäuberpumpe)

Rp. (Bitte Leerräume durchstreichen)

**Dithranol-Macrogolsalbe … % (NRF 11.53.) … g**

Anwendung: Wo? Wann/wie oft? Wie lange? ______________________________

**Rp!** Anwendungsvorschlag: bei Psoriasis vulgaris zur Minutentherapie gemäß Therapieschema

| | **0,5 %** | | **1 %** | |
|---|---|---|---|---|
| Dithranol | 0,5 | g | 1,0 | g |
| Salicylsäure | 3,0 | g | 3,0 | g |
| Macrogolsalbe DAC | zu 100,0 | g | zu 100,0 | g |

| | **2 %** | | **3 %** | |
|---|---|---|---|---|
| Dithranol | 2,0 | g | 3,0 | g |
| Salicylsäure | 3,0 | g | 3,0 | g |
| Macrogolsalbe DAC | zu 100,0 | g | zu 100,0 | g |

Aufbrauchsfrist: 4 Wochen (Tube)

Anmerkung: Salicylsäure ist als Stabilisator enthalten.

Rp. (Bitte Leerräume durchstreichen)

**Abwaschbare Dithranol-Salbe … % (NRF 11.52.) … g**

Anwendung: Wo? Wann/wie oft? Wie lange? ______________________

**Rp!** Anwendungsvorschlag: bei Psoriasis vulgaris zur Minutentherapie gemäß Therapieschema

| | **0,05 %** | **0,1 %** | **0,25 %** |
|---|---|---|---|
| Dithranol | 0,05 g | 0,1 g | 0,25 g |
| Salicylsäure | 0,5 g | 0,5 g | 0,5 g |
| Abwaschbare Salbengrundlage DAC | zu 100,0 g | zu 100,0 g | zu 100,0 g |

| | **0,5 %** | **1 %** | **2 %** |
|---|---|---|---|
| Dithranol | 0,5 g | 1,0 g | 2,0 g |
| Salicylsäure | 0,5 g | 0,5 g | 0,5 g |
| Abwaschbare Salbengrundlage DAC | zu 100,0 g | zu 100,0 g | zu 100,0 g |

Aufbrauchsfrist: 6 Monate (Tube)

Anmerkung: Salicylsäure ist als Stabilisator enthalten.

Rp. (Bitte Leerräume durchstreichen)

**Abwaschbare Dithranol-Salbe … % mit Salicylsäure 2 % (NRF 11.52.) … g**

Anwendung: Wo? Wann/wie oft? Wie lange? ______________________

**Rp!** Anwendungsvorschlag: bei Psoriasis vulgaris zur Minutentherapie gemäß Therapieschema

| | **0,05 %** | **0,1 %** | **0,25 %** |
|---|---|---|---|
| Dithranol | 0,05 g | 0,1 g | 0,25 g |
| Salicylsäure | 2,0 g | 2,0 g | 2,0 g |
| Abwaschbare Salbengrundlage DAC | zu 100,0 g | zu 100,0 g | zu 100,0 g |

| | **0,5 %** | **1 %** | **2 %** |
|---|---|---|---|
| Dithranol | 0,5 g | 1,0 g | 2,0 g |
| Salicylsäure | 2,0 g | 2,0 g | 2,0 g |
| Abwaschbare Salbengrundlage DAC | zu 100,0 g | zu 100,0 g | zu 100,0 g |

Aufbrauchsfrist: 6 Monate (Tube)

Rp. (Bitte Leerräume durchstreichen)

**Dithranol-Vaselin ... % (NRF 11.51.) ... g**

Anwendung: Wo? Wann/wie oft? Wie lange? ______________________

**Rp!** Anwendungsvorschlag: bei Psoriasis vulgaris zur Langzeittherapie gemäß Therapieschema

| | **0,05 %** | **0,1 %** | **0,25 %** |
|---|---|---|---|
| Dithranol | 0,05 g | 0,1 g | 0,25 g |
| Salicylsäure | 0,5 g | 0,5 g | 0,5 g |
| Dickflüssiges Paraffin | 2,0 g | 2,0 g | 2,0 g |
| Weißes Vaselin | zu 100,0 g | zu 100,0 g | zu 100,0 g |

| | **0,5 %** | **1 %** | **2 %** |
|---|---|---|---|
| Dithranol | 0,5 g | 1,0 g | 2,0 g |
| Salicylsäure | 0,5 g | 0,5 g | 0,5 g |
| Dickflüssiges Paraffin | 2,0 g | 2,0 g | 2,0 g |
| Weißes Vaselin | zu 100,0 g | zu 100,0 g | zu 100,0 g |

Aufbrauchsfrist: 6 Monate (Tube)

Anmerkung: Salicylsäure ist als Stabilisator enthalten.

Rp. (Bitte Leerräume durchstreichen)

**Dithranol-Vaselin ... % mit Salicylsäure 2 % (NRF 11.51.) ... g**

Anwendung: Wo? Wann/wie oft? Wie lange? ______________________

**Rp!** Anwendungsvorschlag: bei Psoriasis vulgaris zur Langzeittherapie gemäß Therapieschema

| | **0,05 %** | **0,1 %** | **0,25 %** |
|---|---|---|---|
| Dithranol | 0,05 g | 0,1 g | 0,25 g |
| Salicylsäure | 2,0 g | 2,0 g | 2,0 g |
| Dickflüssiges Paraffin | 2,0 g | 2,0 g | 2,0 g |
| Weißes Vaselin | zu 100,0 g | zu 100,0 g | zu 100,0 g |

| | **0,5 %** | **1 %** | **2 %** |
|---|---|---|---|
| Dithranol | 0,5 g | 1,0 g | 2,0 g |
| Salicylsäure | 2,0 g | 2,0 g | 2,0 g |
| Dickflüssiges Paraffin | 2,0 g | 2,0 g | 2,0 g |
| Weißes Vaselin | zu 100,0 g | zu 100,0 g | zu 100,0 g |

Aufbrauchsfrist: 6 Monate (Tube)

Rp. (Bitte Leerräume durchstreichen)

**Weiche Dithranol-Zinkpaste … % (NRF 11.56.) … g**

Anwendung: Wo? Wann/wie oft? Wie lange? ____________________

**Rp!** Anwendungsvorschlag:
bei Psoriasis vulgaris

| | **0,05 %** | **0,1 %** | **0,25 %** |
|---|---|---|---|
| Dithranol | 0,05 g | 0,1 g | 0,25 g |
| Salicylsäure | 0,5 g | 0,5 g | 0,5 g |
| Weiche Zinkpaste DAB | zu 100,0 g | zu 100,0 g | zu 100,0 g |

| | **0,5 %** | **1 %** | **2 %** |
|---|---|---|---|
| Dithranol | 0,5 g | 1,0 g | 2,0 g |
| Salicylsäure | 0,5 g | 0,5 g | 0,5 g |
| Weiche Zinkpaste DAB | zu 100,0 g | zu 100,0 g | zu 100,0 g |

Aufbrauchsfrist: 6 Monate (Tube)

Anmerkung: Salicylsäure ist als Stabilisator enthalten.

Rp. (Bitte Leerräume durchstreichen)

**Ethanolhaltige Eosin-Dinatrium-Lösung … % (NRF 11.94.) … g**

Anwendung: Wo? Wann/wie oft? Wie lange? ____________________

Anwendung: zur Austrocknung der Haut und als mildes Antiseptikum

| | **0,5 %** | **1 %** | **2 %** |
|---|---|---|---|
| Eosin-Dinatrium | 0,5 g | 1,0 g | 2,0 g |
| Ethanol 96 % | 20,0 g | 20,0 g | 20,0 g |
| Citronensäure | 0,0125 g | 0,025 g | 0,025 g |
| Gereinigtes Wasser | zu 100,0 g | zu 100,0 g | zu 100,0 g |

Aufbrauchsfrist: 6 Monate (Glasflasche)

Rp. (Bitte Leerräume durchstreichen)

**Wässrige Eosin-Dinatrium-Lösung … % (NRF 11.95.) … g**

Anwendung: Wo? Wann/wie oft? Wie lange? ______________________

Anwendung: zur Austrocknung der Haut und als mildes Antiseptikum

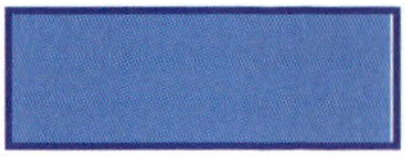

| | **0,5 %** | **1 %** | **2 %** |
|---|---|---|---|
| Eosin-Dinatrium | 0,5 g | 1,0 g | 2,0 g |
| Citronensäure | 0,004 g | 0,0055 g | 0,0062 g |
| Gereinigtes Wasser | zu 100,0 g | zu 100,0 g | zu 100,0 g |

Aufbrauchsfrist: 1 Woche (Glasflasche), 2 Wochen unter 8 °C

Rp. (Bitte Leerräume durchstreichen)

**Hydrophile Erythromycin-Creme … % (NRF 11.77.) … g**

Anwendung: Wo? Wann/wie oft? Wie lange? ______________________

**Rp!** Anwendungsvorschlag: bei Acne papulopustulosa

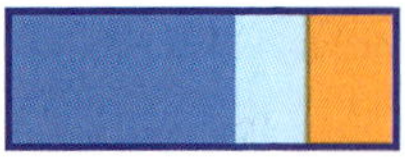

| | **1 %** | **2 %** | **4 %** |
|---|---|---|---|
| Erythromycin | 1,0 g | 2,0 g | 4,0 g |
| Mittelkettige Triglyceride | 1,0 g | 2,0 g | 4,0 g |
| Basiscreme DAC | 49,0 g | 48,0 g | 46,0 g |
| Citronensäure | 0,04 g | 0,06 g | 0,07 g |
| Propylenglycol | 10,0 g | 10,0 g | 10,0 g |
| Gereinigtes Wasser | zu 100,0 g | zu 100,0 g | zu 100,0 g |

Aufbrauchsfrist: 2 Monate unter 8° C (Tube, Spenderdose)

Rp. (Bitte Leerräume durchstreichen)

**Ethanolhaltiges Erythromycin-Gel … % (NRF 11.84.) … g**

Anwendung: Wo? Wann/wie oft? Wie lange? ______________________

**Rp!** Anwendungsvorschlag: bei Acne papulopustulosa

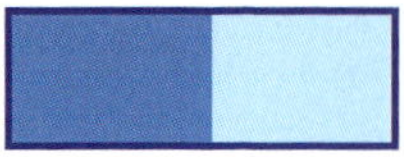

| | **0,5 %** | **1 %** | **2 %** | **4 %** |
|---|---|---|---|---|
| Erythromycin | 0,5 g | 1,0 g | 2,0 g | 4,0 g |
| Citronensäure | 0,038 g | 0,075 g | 0,15 g | 0,3 g |
| Ethanol 96 % | 45,0 g | 45,0 g | 45,0 g | 45,0 g |
| Glycerol 85 % | 2,0 g | 2,0 g | 2,0 g | 2,0 g |
| Hypromellose 2000 | 3,0 g | 3,0 g | 3,0 g | 3,0 g |
| Gereinigtes Wasser | zu 100,0 g | zu 100,0 g | zu 100,0 g | zu 100,0 g |

Aufbrauchsfrist: 3 Monate (Tube, Spenderdose)

Rp. (Bitte Leerräume durchstreichen)

**Ethanolhaltige Erythromycin-Lösung … % (NRF 11.78.) … g**

Anwendung: Wo? Wann/wie oft? Wie lange? ______________________

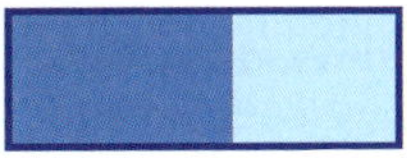

**Rp!** Anwendungsvorschlag:
bei Acne papulopustulosa

| | **0,5 %** | **1 %** | **2 %** | **4 %** |
|---|---|---|---|---|
| Erythromycin | 0,5 g | 1,0 g | 2,0 g | 4,0 g |
| Citronensäure | 0,038 g | 0,075 g | 0,15 g | 0,3 g |
| Ethanol 96 % | 45,0 g | 45,0 g | 45,0 g | 45,0 g |
| Gereinigtes Wasser | zu 100,0 g | zu 100,0 g | zu 100,0 g | zu 100,0 g |

Aufbrauchsfrist: 3 Monate (Glasflasche, Kunststoffflasche)

Rp. (Bitte Leerräume durchstreichen)

**Hydrophile Erythromycin-Creme 2 % mit Metronidazol 1 % (NRF 11.138.) … g**

Anwendung: Wo? Wann/wie oft? Wie lange? ______________________

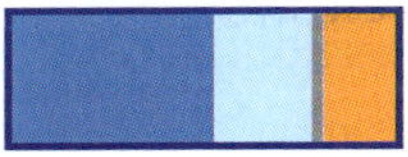

**Rp!** Anwendungsvorschlag:
bei Rosazea

| | |
|---|---|
| Erythromycin | 2,0 g |
| Metronidazol | 1,0 g |
| Glycerol (wasserfrei) | 8,0 g |
| Basiscreme DAC | 44,0 g |
| Citronensäure | 0,06 g |
| Propylenglycol | 10,0 g |
| Gereinigtes Wasser | zu 100,0 g |

Aufbrauchsfrist: 4 Wochen unter 8 °C (Tube, Spenderdose)

Rp. (Bitte Leerräume durchstreichen)

**Ethanolhaltige Ethacridinlactat-Monohydrat-Lösung … % (NRF 11.8.) … g**

Anwendung: Wo? Wann/wie oft? Wie lange? ______________________

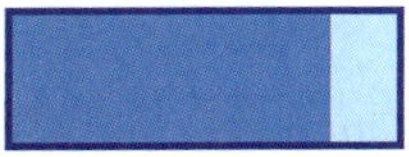

Anwendungsvorschlag:
als Antiseptikum

| | **0,05 %** | **0,1 %** |
|---|---|---|
| Ethacridinlactat-Monohydrat | 0,05 g | 0,1 g |
| Ethanol 90 % (V/V) | 20,0 g | 20,0 g |
| Gereinigtes Wasser | zu 100,0 g | zu 100,0 g |

Aufbrauchsfrist: 6 Monate (Glasflasche)

Rp. (Bitte Leerräume durchstreichen)

**Ethacridinlactat-Monohydrat-Lösung … % (NRF 11.61.) … g**

Anwendung: Wo? Wann/wie oft? Wie lange? ______________________

Anwendungsvorschlag: als Haut- und Schleimhautantiseptikum; zum Touchieren durch den Arzt (unverdünnte 0,5- und 1-prozentige Lösung)

| | **0,05 %** | **0,1 %** | **0,5 %** | **1 %** |
|---|---|---|---|---|
| Ethacridinlactat-Monohydrat | 0,05 g | 0,1 g | 0,5 g | 1,0 g |
| Wasser für Injektionszwecke | zu 100,0 g | zu 100,0 g | zu 100,0 g | zu 100,0 g |

Aufbrauchsfrist: 1 Woche (Glasflasche)

Rp. (Bitte Leerräume durchstreichen)

**Harnstoff-Cetomacrogolcreme 10 % NRF 11.73.) … g**

Anwendung: Wo? Wann/wie oft? Wie lange? ______________________

Anwendungsvorschlag:
bei trockener Haut

| | |
|---|---|
| Harnstoff | 10,0 g |
| Cetylstearylalkohol | 16,8 g |
| Macrogol-20 cetylstearylether | 4,2 g |
| Dickflüssiges Paraffin | 17,5 g |
| Weißes Vaselin | 31,5 g |
| Gereinigtes Wasser | zu 100,0 g |

Aufbrauchsfrist: 1 Jahr (Tube), 6 Monate (Spenderdose)

Rp. (Bitte Leerräume durchstreichen)

**Hydrophile Harnstoff-Creme … % (NRF 11.71.) … g**

Anwendung: Wo? Wann/wie oft? Wie lange? ______________________

Anwendungsvorschlag:
bei trockener Haut

| | **5 %** | **10 %** |
|---|---|---|
| Harnstoff | 5,0 g | 10,0 g |
| Milchsäure (90 %) | 1,0 g | 1,0 g |
| Natriumlactat-Lösung (50 %) | 4,0 g | 4,0 g |
| Anionische hydrophile Creme DAB | zu 100,0 g | zu 100,0 g |

Aufbrauchsfrist: 1 Jahr (Tube), 6 Monate (Spenderdose)

Rp. (Bitte Leerräume durchstreichen)

**Lipophile Harnstoff-Creme … % (NRF 11.129.) … g**

Anwendung: Wo? Wann/wie oft? Wie lange? ______________________

Anwendungsvorschlag:
bei trockener Haut

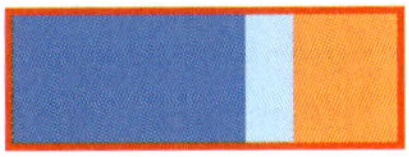

| | 5 % | 10 % |
|---|---|---|
| Harnstoff | 5,0 g | 10,0 g |
| Milchsäure (90 %) | 1,0 g | 1,0 g |
| Natriumlactat-Lösung (50 %) | 4,0 g | 4,0 g |
| Hydrophobe Basiscreme DAC | zu 100,0 g | zu 100,0 g |

Aufbrauchsfrist: 1 Jahr (Tube), 6 Monate (Spenderdose)

Rp. (Bitte Leerräume durchstreichen)

**Hydrophile Harnstoff-Emulsion … % (NRF 11.72.) … g**

Anwendung: Wo? Wann/wie oft? Wie lange? ______________________

Anwendungsvorschlag:
bei trockener Haut

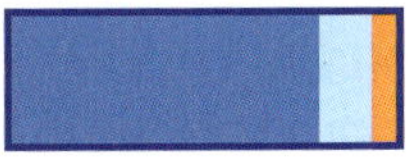

| | 5 % | 10 % |
|---|---|---|
| Harnstoff | 5,0 g | 10,0 g |
| Milchsäure (90 %) | 1,0 g | 1,0 g |
| Natriumlactat-Lösung (50 %) | 4,0 g | 4,0 g |
| Hydrophile Basisemulsion DAC | zu 100,0 g | zu 100,0 g |

Aufbrauchsfrist: 6 Monate (Kunststoffflasche)

Rp. (Bitte Leerräume durchstreichen)

**Lipophile Harnstoff-Natriumchlorid-Creme (NRF 11.75.) … g**

Anwendung: Wo? Wann/wie oft? Wie lange? ______________________

Anwendungsvorschlag:
bei trockener Haut

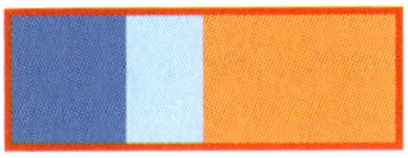

| | |
|---|---|
| Harnstoff | 10,0 g |
| Natriumchlorid | 10,0 g |
| Gereinigtes Wasser | 30,0 g |
| Wollwachsalkoholsalbe DAB | zu 100,0 g |

Aufbrauchsfrist: 6 Monate (Tube, Spenderdose)

Anmerkung: anstelle Wollwachsalkoholsalbe DAB auch Wollwachsalkoholsalbe SR DAC (mit gelbem Vaselin/weißem Vaselin) möglich

**Rp.** (Bitte Leerräume durchstreichen)

**Harnstoff-Paste 40 % (NRF 11.30.) … g**

Anwendung: Wo? Wann/wie oft? Wie lange? ______________________

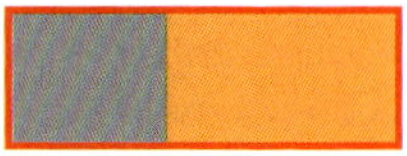

Anwendungsvorschlag: zur ambulanten Nagelentfernung bei Onychomykosen

| | | |
|---|---|---|
| Harnstoff | 40,0 | g |
| Weißes Vaselin | 40,0 | g |
| Wollwachs | zu 100,0 | g |

Aufbrauchsfrist: 1 Jahr (Tube, Spenderdose), 6 Monate (Schraubdeckeldose)

**Rp.** (Bitte Leerräume durchstreichen)

**Harnstoff-Paste 40 % mit Clotrimazol 1 % (NRF 11.57.) … g**

Anwendung: Wo? Wann/wie oft? Wie lange? ______________________

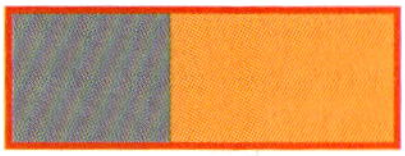

Anwendungsvorschlag: zur ambulanten Nagelentfernung bei Onychomykosen

| | | |
|---|---|---|
| Harnstoff | 40,0 | g |
| Clotrimazol | 1,0 | g |
| Weißes Vaselin | 40,0 | g |
| Wollwachs | zu 100,0 | g |

Aufbrauchsfrist: 1 Jahr (Tube, Spenderdose), 6 Monate (Schraubdeckeldose)

**Rp.** (Bitte Leerräume durchstreichen)

**Harnstoff-Wollwachsalkoholcreme … % (NRF 11.74.) … g**

Anwendung: Wo? Wann/wie oft? Wie lange? ______________________

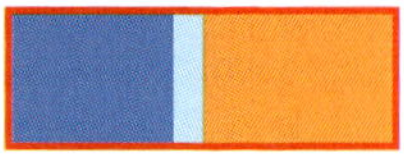

Anwendungsvorschlag:
bei trockener Haut

| | **5 %** | | **10 %** | |
|---|---|---|---|---|
| Harnstoff | 5,0 | g | 10,0 | g |
| Natriumlactat-Lösung (50 %) | 4,0 | g | 4,0 | g |
| Milchsäure (90 %) | 1,0 | g | 1,0 | g |
| Kaliumsorbat | 0,14 | g | 0,14 | g |
| Gereinigtes Wasser | 39,86 | g | 34,86 | g |
| Wollwachsalkoholsalbe DAB | zu 100,0 | g | zu 100,0 | g |

Aufbrauchsfrist: 6 Monate (Tube, Spenderdose)

Rp. (Bitte Leerräume durchstreichen)

**Hautpflegesalbe W/L SR (modifiziert) ... g**

Anwendung: Wo? Wann/wie oft? Wie lange? ______________________

Anwendungsvorschlag:
zur Hautpflege (pH 5)

| | | |
|---|---|---|
| Cetylpalmitat | 3,0 | g |
| Gelbes Vaselin | 14,0 | g |
| Sorbitan- und Glycerolmonooleat | 3,0 | g |
| 2-Ethylhexyllaurat | 5,0 | g |
| Raffiniertes Erdnussöl | 5,0 | g |
| Citronensäure-Monohydrat | 0,5 | g |
| Ammoniak-Lösung 10 % | 0,8 | g |
| Gereinigtes Wasser | zu 100,0 | g |

Aufbrauchsfrist: 4 Wochen (Tube)

Rp. (Bitte Leerräume durchstreichen)

**Hydrophile Hydrocortison-Creme ... % (NRF 11.36.) ... g**

Anwendung: Wo? Wann/wie oft? Wie lange? ______________________

**Rp (0,25 % > 50 g / 0,5 % > 30 g / 1 %)**
Anwendungsvorschlag: bei entzündlichen und pruriginösen Hauterkrankungen

| | **0,25 %** | | **0,5 %** | | **1 %** | |
|---|---|---|---|---|---|---|
| Hydrocortison | 0,25 | g | 0,5 | g | 1,0 | g |
| Basiscreme DAC | zu 100,0 | g | zu 100,0 | g | zu 100,0 | g |

Aufbrauchsfrist: 1 Jahr (Tube), 6 Monate (Spenderdose)

Rp. (Bitte Leerräume durchstreichen)

**Hydrophile Hydrocortisonacetat-Creme ... % (NRF 11.15.) ... g**

Anwendung: Wo? Wann/wie oft? Wie lange? ______________________

**Rp (0,25 % > 50 g / 0,5 % > 30 g / 1 %)**
Anwendungsvorschlag: bei entzündlichen und pruriginösen Hauterkrankungen

| | **0,25 %** | | **0,5 %** | | **1 %** | |
|---|---|---|---|---|---|---|
| Hydrocortisonacetat | 0,25 | g | 0,5 | g | 1,0 | g |
| Nichtionische hydrophile Creme DAB | zu 100,0 | g | zu 100,0 | g | zu 100,0 | g |

Aufbrauchsfrist: 1 Jahr (Tube), 6 Monate (Spenderdose)

Rp. (Bitte Leerräume durchstreichen)

**Hydrocortisonbutyrat 0,1 % in Weicher Zinkpaste DAB … g**

Anwendung: Wo? Wann/wie oft? Wie lange? ______________________

**Rp!** Anwendungsvorschlag: bei entzündlichen und pruriginösen Hauterkrankungen

| | | |
|---|---|---|
| Hydrocortisonbutyrat | 0,1 | g |
| Weiche Zinkpaste DAB | zu 100,0 | g |

Aufbrauchfrist: 3 Monate im Kühlschrank (Tube, Spenderdose)

Anmerkung: keine NRF-Vorschrift, Stabilität durch Zentrallaboratorium geprüft

Rp. (Bitte Leerräume durchstreichen)

**Kaliumpermanganat-Lösungskonzentrat 1 % (NRF 11.82.) … g**

Anwendung: Wo? Wann/wie oft? Wie lange? ______________________

Anwendungsvorschlag: als oberflächliches Hautantiseptikum

Nur verdünnt anwenden!

| | | |
|---|---|---|
| Kaliumpermanganat | 1,0 | g |
| Gereinigtes Wasser | zu 100,0 | g |

Aufbrauchsfrist: 6 Monate (Glasflasche)

Anmerkung: früher *Solutio Kalii permanganici 1 % SR*

Rp. (Bitte Leerräume durchstreichen)

**Methoxsalen-Badekonzentrat 5 mg/mL (NRF 11.83.) … mL**

Anwendung: Wo? Wann/wie oft? Wie lange? ______________________

**Rp!** Anwendungsvorschlag: zur PUVA-Bad-Therapie bei Psoriasis vulgaris

Nur verdünnt anwenden!

| | | | |
|---|---|---|---|
| Methoxsalen | 0,5 | g | |
| Ethanol 96 % | zu 80,6 | g | (100 mL) |

Aufbrauchsfrist: 6 Monate (Kunststoffflasche)

Rp. (Bitte Leerräume durchstreichen)

**Hydrophile Methoxsalen-Creme 0,0006 % (NRF 11.96.) … g**

Anwendung: Wo? Wann/wie oft? Wie lange? ____________________

**Rp!** Anwendungsvorschlag: zur Creme-PUVA-Therapie bei Psoriasis vulgaris, streng nach ärztlicher Anweisung

| | | |
|---|---|---|
| Methoxsalen-Verreibung 0,006 Prozent mit Basiscreme | 10,0 | g |
| Verdünte Basiscreme DAC | zu 100,0 | g |

Aufbrauchsfrist: 1 Jahr (Tube), 6 Monate (Spenderdose)

Rp. (Bitte Leerräume durchstreichen)

**Wässrige Methylrosaniliniumchlorid-Lösung … % (NRF 11.69.) … g**

Anwendung: Wo? Wann/wie oft? Wie lange? ____________________

Anwendungsvorschlag: als Antiseptikum und Antimykotikum

| | **0,1 %** | | **0,3 %** | | **0,5 %** | |
|---|---|---|---|---|---|---|
| Methylrosaniliniumchlorid | 0,1 | g | 0,3 | g | 0,5 | g |
| Gereinigtes Wasser | zu 100,0 | g | zu 100,0 | g | zu 100,0 | g |

Aufbrauchsfrist: 6 Monate (Glasflasche)

Rp. (Bitte Leerräume durchstreichen)

**Methylsalicylat-Salbe mit Campher und Menthol (NRF 1.2.) … g**

Anwendung: Wo? Wann/wie oft? Wie lange? ____________________

Anwendungsvorschlag:
als hyperämisierende Salbe

| | | |
|---|---|---|
| Methylsalicylat | 10,0 | g |
| Racemischer Campher oder D-Campher | 10,0 | g |
| Menthol (Levomenthol) | 2,0 | g |
| Mikrokristallines Paraffin 83 °C | 20,0 | g |
| Wollwachsalkoholsalbe DAB | zu 100,0 | g |

Aufbrauchsfrist: 1 Jahr (Tube)

Rp. (Bitte Leerräume durchstreichen)

**Hydrophile Metronidazol-Creme … % (NRF 11.91.) … g**

Anwendung: Wo? Wann/wie oft? Wie lange? ______________________

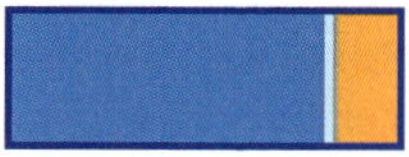

**Rp!** Anwendungsvorschlag:
bei Rosazea

| | 1 % | 2 % |
|---|---|---|
| Metronidazol | 1,0 g | 2,0 g |
| Nichtionisches wasserhaltiges Liniment (NRF S.39.) | zu 100,0 g | zu 100,0 g |

Aufbrauchsfrist: 6 Monate (Tube, Spenderdose)
Anmerkung: früher *Unguentum Metronidazoli SR*

Rp. (Bitte Leerräume durchstreichen)

**Hydrophiles Metronidazol-Gel 0,75 % (NRF 11.65.) … g**

Anwendung: Wo? Wann/wie oft? Wie lange? ______________________

**Rp!** Anwendungsvorschlag:
bei Rosazea

| | |
|---|---|
| Metronidazol | 0,75 g |
| Propylenglycol | 5,0 g |
| Natiumedetat (Dinatriumsalz; Dihydrat) | 0,1 g |
| Trometamol | 0,25 g |
| Carbomer 50000 | 0,5 g |
| Kaliumsorbat | 0,1 g |
| Gereinigtes Wasser | zu 100,0 g |

Aufbrauchsfrist: 1 Jahr (Tube), 6 Monate (Spenderdose)

Rp. (Bitte Leerräume durchstreichen)

**Hydrophile Miconazolnitrat-Creme 2 % (NRF 11.79.) … g**

Anwendung: Wo? Wann/wie oft? Wie lange? ______________________

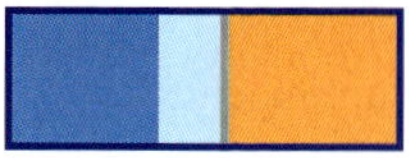

Anwendungsvorschlag:
bei Dermato- und Genitalmykosen

| | |
|---|---|
| Miconazolnitrat | 2,0 g |
| Mittelkettige Triglyceride | 2,0 g |
| Basiscreme DAC | zu 100,0 g |

Aufbrauchsfrist: 1 Jahr (Tube), 6 Monate (Spenderdose)

Rp. (Bitte Leerräume durchstreichen)

**Lipophile Milchsäure-Creme 0,36 % SR (modifiziert) … g**

Anwendung: Wo? Wann/wie oft? Wie lange? ______________________



Anwendungsvorschlag:
Dermatikum, Basistherapie

| | | |
|---|---|---|
| Milchsäure (90 %) | 0,4 | g |
| Wasserhaltige Wollwachsalkoholsalbe SR DAC | zu 100,0 | g |

Aufbrauchsfrist: 1 Monat (Tube)

Anmerkung: Wollwachsalkoholsalbe SR DAC kann Gelbes oder Weißes Vaselin enthalten. Früher *Unguentum Acidi lactici 0,4 % W/L SR*

Rp. (Bitte Leerräume durchstreichen)

**Minoxidil-Haarspiritus … % (NRF 11.121.) … g**

Anwendung: Wo? Wann/wie oft? Wie lange? ______________________

Anwendungsvorschlag:
bei androgenetischer Alopezie

| | **2 %** | | **5 %** | |
|---|---|---|---|---|
| Minoxidil | 2,0 | g | 5,0 | g |
| Isopropylpalmitat | 1,0 | g | 1,0 | g |
| Macrogol-40-glycerolhydroxystearat | 2,5 | g | 2,5 | g |
| Propylenglycol | 7,5 | g | 15,0 | g |
| Ethanol 70 % (V/V) | zu 100,0 | g | zu 100,0 | g |

Aufbrauchsfrist: 6 Monate (Glasflasche)

Rp. (Bitte Leerräume durchstreichen)

**Mometasonfuroat 0,1 % in Hydrophilem Zinkoxid-Liniment 25 % … g**

Anwendung: Wo? Wann/wie oft? Wie lange? ______________________

**Rp!** Anwendungsvorschlag: bei entzündlichen und pruriginösen Hauterkrankungen

| | | |
|---|---|---|
| Mometasonfuroat | 0,1 | g |
| Zinkoxid | 25,0 | g |
| Glycerol 85 % | 5,0 | g |
| Nichtionische hydrophile Creme SR (NRF S.26.) | 15,0 | g |
| Gereinigtes Wasser | zu 100,0 | g |

Aufbrauchfrist: 3 Monate (Tube, Spenderdose)

Anmerkung: keine NRF-Vorschrift, Stabilität durch Zentrallaboratorium geprüft

**Rp.** (Bitte Leerräume durchstreichen)

**Mometasonfuroat 0,1 % in Weicher Zinkpaste DAB … g**

Anwendung: Wo? Wann/wie oft? Wie lange? ____________________

**Rp!** Anwendungsvorschlag: bei entzündlichen und pruriginösen Hauterkrankungen

| | | |
|---|---|---|
| Mometasonfuroat | 0,1 | g |
| Weiche Zinkpaste DAB | zu 100,0 | g |

Aufbrauchfrist: 3 Monate (Tube, Spenderdose)

Anmerkung: keine NRF-Vorschrift, Stabilität durch Zentrallaboratorium geprüft

**Rp.** (Bitte Leerräume durchstreichen)

**Natriumchlorid-Gel 23 % (NRF 11.88.) (Starksolegel) … g**

Anwendung: Wo? Wann/wie oft? Wie lange? ____________________

Anwendungsvorschlag:
zur fokalen Ultraviolett-Phototherapie bei Psoriasis vulgaris vor der UV-Bestrahlung

| | | |
|---|---|---|
| Natriumchlorid | 23,0 | g |
| Hydroxyethylcellulose 250 | 5,0 | g |
| Glycerol 85 % | 8,0 | g |
| Gereinigtes Wasser | zu 100,0 | g |

Aufbrauchsfrist: 1 Jahr (Kunststoffflasche, Tube), 3 Monate (Spenderdose)

**Rp.** (Bitte Leerräume durchstreichen)

**Hydrophile Nystatin-Creme 70 000 I.E./g (NRF 11.105.) … g**

Anwendung: Wo? Wann/wie oft? Wie lange? ____________________

Anwendungsvorschlag: als Antimykotikum bei Hefepilzinfektionen

| | | |
|---|---|---|
| Nystatin | 7 Mio | I.E. |
| Anionische hydrophile Creme DAB | zu 100,0 | g |

Aufbrauchsfrist: 3 Monate unter 8 °C (Tube, Spenderdose)

Anmerkung: früher *Unguentum Nystatini L/W SR*

Rp. (Bitte Leerräume durchstreichen)

**Hydrophile Polidocanol-Creme ... % (NRF 11.118.) ... g**

Anwendung: Wo? Wann/wie oft? Wie lange? ______________________

Anwendungsvorschlag:
als Lokalanästhetikum

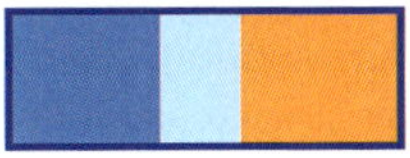

| | **5 %** | | **10 %** | |
|---|---|---|---|---|
| Lauromacrogol 400 (Polidocanol 600) | 5,0 | g | 10,0 | g |
| Basiscreme DAC | zu 100,0 | g | zu 100,0 | g |

Aufbrauchsfrist: 1 Jahr (Tube), 6 Monate (Spenderdose)

Rp. (Bitte Leerräume durchstreichen)

**Lipophile Polidocanol-Creme ... % (NRF 11.119.) ... g**

Anwendung: Wo? Wann/wie oft? Wie lange? ______________________

Anwendungsvorschlag: als Lokalanästhetikum

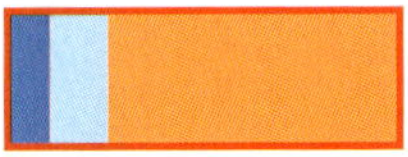

| | **5 %** | | **10 %** | |
|---|---|---|---|---|
| Lauromacrogol 400 (Polidocanol 600) | 5,0 | g | 10,0 | g |
| Triglyceroldiisostearat | 7,5 | g | 7,5 | g |
| Isopropylpalmitat | 6,0 | g | 6,0 | g |
| Hydrophobes Basisgel DAC | 61,5 | g | 61,5 | g |
| Propylenglycol | 10,0 | g | 5,0 | g |
| Magnesiumsulfat-Heptahydrat | 0,1 | g | 0,1 | g |
| Gereinigtes Wasser | zu 100,0 | g | zu 100,0 | g |

Aufbrauchsfrist: 1 Jahr (Tube), 6 Monate (Schüttelmixtur-Flasche)

Rp. (Bitte Leerräume durchstreichen)

**Lipophile Polidocanol-Creme 5 % mit Harnstoff 5 % (NRF 11.120.) ... g**

Anwendung: Wo? Wann/wie oft? Wie lange? ____________________

Anwendungsvorschlag:
als Lokalanästhetikum

| | | |
|---|---|---|
| Lauromacrogol 400 (Polidocanol 600) | 5,0 | g |
| Harnstoff | 5,0 | g |
| Triglyceroldiisostearat | 7,5 | g |
| Isopropylpalmitat | 6,0 | g |
| Hydrophobes Basisgel DAC | 61,5 | g |
| Glycerol 85 % | 5,0 | g |
| Magnesiumsulfat-Heptahydrat | 0,1 | g |
| Gereinigtes Wasser | zu 100,0 | g |

Aufbrauchsfrist: 1 Jahr (Tube), 6 Monate (Schüttelmixtur-Flasche)

Rp. (Bitte Leerräume durchstreichen)

**Hydrophiles Polidocanol-Gel 5 % (NRF 11.117.) ... g**

Anwendung: Wo? Wann/wie oft? Wie lange? ____________________

Anwendungsvorschlag: als Lokalanästhetikum

| | | |
|---|---|---|
| Lauromacrogol 400 (Polidocanol 600) | 5,0 | g |
| Propylenglycol | 20,0 | g |
| Carbomer 50 000 | 0,5 | g |
| Trometamol | 0,3 | g |
| Gereinigtes Wasser | zu 100,0 | g |

Aufbrauchsfrist: 1 Jahr (Tube), 6 Monate (Spenderdose)

Rp. (Bitte Leerräume durchstreichen)

**Polidocanol-Zinkoxidschüttelmixtur ... % (NRF 11.66.) ... g**

Anwendung: Wo? Wann/wie oft? Wie lange? ______________________

Anwendungsvorschlag: zur Lokalanästhesie bei gleichzeitiger Kühlung, Entquellung und Trocknung

| | **3 %** | **5 %** | **10 %** |
|---|---|---|---|
| Lauromacrogol 400 (Polidocanol 600) | 3,0 g | 5,0 g | 10,0 g |
| Zinkoxid | 20,0 g | 20,0 g | 20,0 g |
| Talkum | 20,0 g | 20,0 g | 20,0 g |
| Glycerol 85 % | 30,0 g | 30,0 g | 30,0 g |
| Gereinigtes Wasser | zu 100,0 g | zu 100,0 g | zu 100,0 g |

Aufbrauchsfrist: 6 Monate (Glasflasche, Kunststoffflasche)

Rp. (Bitte Leerräume durchstreichen)

**Hydrophiles Polihexanid-Gel ... % (NRF 11.131.) ... g**

Anwendung: Wo? Wann/wie oft? Wie lange? ______________________

Anwendungsvorschlag:
als Antiseptikum

| | **0,04 %** | **0,1 %** |
|---|---|---|
| Polihexanid-Lösung 20 Prozent | 0,2 g | 0,5 g |
| Hydroxyethylcellulose 10 000 | 2,0 g | 2,0 g |
| Wasser für Injektionszwecke | zu 100,0 g | zu 100,0 g |

Aufbrauchsfrist: keine (Einzeldosisbehältnis, Glasflasche), 4 Wochen bei Mehrdosenbehältnis soweit Sterilität nicht gefordert (Glasflasche)
Vor Anbruch: 6 Monate

Rp. (Bitte Leerräume durchstreichen)

**Polihexanid-Lösung … % (NRF 11.128.) … g**

Anwendung: Wo? Wann/wie oft? Wie lange? ______________________

Anwendungsvorschlag: als Antiseptikum zur Wundbehandlung

| | **0,02 %** | **0,04 %** |
|---|---|---|
| Polihexanid-Lösungs 20 Prozent | 0,1 g | 0,2 g |
| Natriumchlorid | 0,86 g | 0,86 g |
| Kaliumchlorid | 0,03 g | 0,03 g |
| Calciumchlorid-Dihydrat | 0,033 g | 0,033 g |
| Wasser für Injektionszwecke | zu 100,0 g | zu 100,0 g |

Aufbrauchsfrist: keine (Einzeldosisbehältnis, Glasflasche), 4 Wochen bei Mehrdosenbehältnis soweit Sterilität nicht gefordert

Vor Anbruch: 1 Jahr

Rp. (Bitte Leerräume durchstreichen)

**Polihexanid-Macrogolsalbe … % (NRF 11.137.) … g**

Anwendung: Wo? Wann/wie oft? Wie lange? ______________________

Anwendungsvorschlag: als Wund- und Hautantiseptikum

| | **0,04 %** | **0,1 %** |
|---|---|---|
| Polihexanid-Lösung 20 Prozent | 0,2 g | 0,5 g |
| Macrogol 4000 | 25,0 g | 25,0 g |
| Macrogol 400 | 65,0 g | 65,0 g |
| Wasser für Injektionszwecke | zu 100,0 g | zu 100,0 g |

Aufbrauchsfrist: 1 Jahr (Tube), 6 Monate (Spenderdose)

Rp. (Bitte Leerräume durchstreichen)

**Povidon-Iod-Zuckersalbe 2,5 % (NRF 11.42.) … g**

Anwendung: Wo? Wann/wie oft? Wie lange? ______________________

Anwendungsvorschlag: als Wundantiseptikum

| | |
|---|---|
| Povidon-Iod | 2,5 g |
| Natriummonohydrogenphosphat-Dodecahydrat | 0,5 g |
| Gereinigtes Wasser | 5,0 g |
| Zuckersirup DAB | 42,0 g |
| Glycerol 85 % | 30,0 g |
| Macrogol 4000 | 20,0 g |

Aufbrauchsfrist: 4 Wochen (Weithalsglas)

**Rp.** (Bitte Leerräume durchstreichen)

### Hydrophile Prednicarbat-Creme ... % (NRF 11.144.) ... g

Anwendung: Wo? Wann/wie oft? Wie lange? ______________________

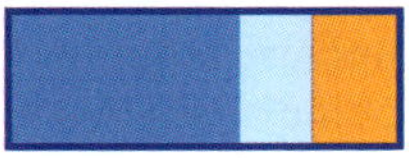

**Rp!** Anwendungsvorschlag: bei entzündlichen und pruriginösen Hauterkrankungen

| | **0,08 %** | **0,15 %** | **0,25 %** |
|---|---|---|---|
| Prednicarbat | 0,08 g | 0,15 g | 0,25 g |
| Basiscreme DAC | 50,0 g | 50,0 g | 50,0 g |
| Propylenglycol | 10,0 g | 10,0 g | 10,0 g |
| Gereinigtes Wasser | zu 100,0 g | zu 100,0 g | zu 100,0 g |

Aufbrauchsfrist: 3 Monate (Tube, Spenderdose)

**Rp.** (Bitte Leerräume durchstreichen)

### Hydrophile Prednicarbat-Creme ... % mit Octenidindihydrochlorid 0,1 % (NRF 11.145.) ... g

Anwendung: Wo? Wann/wie oft? Wie lange? ______________________

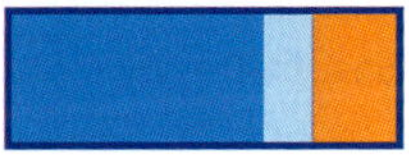

**Rp!** Anwendungsvorschlag: bei entzündlichen und pruriginösen Hauterkrankungen mit bakterieller Infektion

| | **0,08 %** | **0,15 %** | **0,25 %** |
|---|---|---|---|
| Prednicarbat | 0,08 g | 0,15 g | 0,25 g |
| Basiscreme DAC | 50,0 g | 50,0 g | 50,0 g |
| Octenidindihydrochlorid | 0,1 g | 0,1 g | 0,1 g |
| Glycerol 85 % | 4,9 g | 4,9 g | 4,9 g |
| Gereinigtes Wasser | zu 100,0 g | zu 100,0 g | zu 100,0 g |

Aufbrauchsfrist: 3 Monate (Tube, Spenderdose)

**Rp.** (Bitte Leerräume durchstreichen)

### Prednicarbat 0,25 % in Hydrophilem Zinkoxid-Liniment 25 % ... g

Anwendung: Wo? Wann/wie oft? Wie lange? ______________________

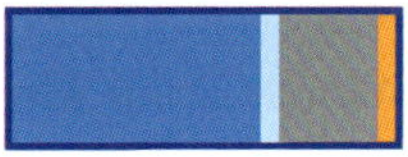

**Rp!** Anwendungsvorschlag: bei entzündlichen und pruriginösen Hauterkrankungen

| | |
|---|---|
| Prednicarbat | 0,25 g |
| Hydrophiles Zinkoxid-Liniment 25 % (NRF 11.109.) | zu 100,0 g |

Aufbrauchsfrist: 3 Monate (Tube, Spenderdose)

Rp. (Bitte Leerräume durchstreichen)

**Prednicarbat 0,25 % in Weicher Zinkpaste DAB … g**

Anwendung: Wo? Wann/wie oft? Wie lange? ______________________

**Rp!** Anwendungsvorschlag: bei entzündlichen und pruriginösen Hauterkrankungen

| | |
|---|---|
| Prednicarbat | 0,25 g |
| Weiche Zinkpaste DAB | zu 100,0 g |

Aufbrauchsfrist: 3 Monate (Tube, Spenderdose)

Rp. (Bitte Leerräume durchstreichen)

**Hydrophile Prednisolonacetat-Creme … % (NRF 11.35.) … g**

Anwendung: Wo? Wann/wie oft? Wie lange? ______________________

**Rp!** Anwendungsvorschlag: bei entzündlichen und pruriginösen Hauterkrankungen

| | **0,25 %** | **0,5 %** |
|---|---|---|
| Prednisolonacetat | 0,25 g | 0,5 g |
| Basiscreme DAC | zu 100,0 g | zu 100,0 g |

Aufbrauchsfrist: 1 Jahr (Tube), 6 Monate (Spenderdose)

Rp. (Bitte Leerräume durchstreichen)

**Salicylsäure-Aknespiritus … % (NRF 11.23.) … g**

Anwendung: Wo? Wann/wie oft? Wie lange? ______________________

Anwendungsvorschlag: bei Acne comedonica und papulopustulosa

| | **5 %** | **10 %** |
|---|---|---|
| Salicylsäure | 5,0 g | 10,0 g |
| Propylenglycol | 10,0 g | 10,0 g |
| 2-Propanol | 40,0 g | 40,0 g |
| Gereinigtes Wasser | zu 100,0 g | zu 100,0 g |

Aufbrauchsfrist: 6 Monate (Glasflasche, Kunststoffflasche)

Rp. (Bitte Leerräume durchstreichen)

**Milchsäure-haltiges Salicylsäure-Collodium 10 % (NRF 11.18.) ... g**

Anwendung: Wo? Wann/wie oft? Wie lange? ______________________

Anwendungsvorschlag: als Schälmittel bei Hyperkeratosen

| | | |
|---|---|---|
| Salicylsäure | 10,0 | g |
| Milchsäure (90 %) | 11,1 | g |
| Elastisches Collodium DAC | zu 100,0 | g |

Aufbrauchsfrist: 6 Monate (Glasflasche)

Rp. (Bitte Leerräume durchstreichen)

**Hydrophile Salicylsäure-Creme 5 % (NRF 11.106.) ... g**

Anwendung: Wo? Wann/wie oft? Wie lange? ______________________

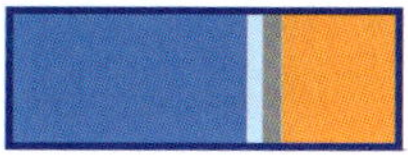

Anwendungsvorschlag:
als Keratolytikum

| | | |
|---|---|---|
| Salicylsäure | 5,0 | g |
| Nichtionische hydrophile Creme SR (NRF S.26.) | zu 100,0 | g |

Aufbrauchsfrist: 1 Jahr (Tube), 6 Monate (Spenderdose)

Anmerkung: früher *Unguentum Acidi salicylici 5 % L/W SR*

Rp. (Bitte Leerräume durchstreichen)

**Ethanolhaltiges Salicylsäure-Gel 6 % (NRF 11.54.) ... g**

Anwendung: Wo? Wann/wie oft? Wie lange? ______________________

Anwendungsvorschlag:
als Keratolytikum

| | | |
|---|---|---|
| Salicylsäure | 6,0 | g |
| Natriumdihydrogenphosphat-Dihydrat | 0,1 | g |
| Ethanol 96 % | 16,0 | g |
| Hypromellose 4000 | 2,0 | g |
| Propylenglycol | 60,0 | g |
| Gereinigtes Wasser | zu 100,0 | g |

Aufbrauchsfrist: 1 Jahr (Tube), 6 Monate (Spenderdose)

**Rp.** (Bitte Leerräume durchstreichen)

## Fettender Salicylsäure-Hautspiritus ... % (NRF 11.45.) ... g

Anwendung: Wo? Wann/wie oft? Wie lange? ______________________

Anwendungsvorschlag: als Keratolytikum, insbesondere bei Kopfschuppung

| | 1 % | 2 % | 3 % | 5 % |
|---|---|---|---|---|
| Salicylsäure | 1,0 g | 2,0 g | 3,0 g | 5,0 g |
| Octyldodecanol | 18,8 g | 18,6 g | 18,4 g | 18,1 g |
| 2-Propanol | 69,3 g | 68,6 g | 67,9 g | 66,5 g |
| Gereinigtes Wasser | zu 100,0 g | zu 100,0 g | zu 100,0 g | zu 100,0 g |

Aufbrauchsfrist: 6 Monate (Glasflasche, Kunststoffflasche)

**Rp.** (Bitte Leerräume durchstreichen)

## 2-Propanolhaltiger Salicylsäure-Hautspiritus ... % (NRF 11.55.) ... g

Anwendung: Wo? Wann/wie oft? Wie lange? ______________________

Anwendungsvorschlag: als Antiseptikum und Keratolytikum

| | 1 % | 2 % | 3 % |
|---|---|---|---|
| Salicylsäure | 1,0 g | 2,0 g | 3,0 g |
| 2-Propanol 70 % (V/V) | zu 100,0 g | zu 100,0 g | zu 100,0 g |

| | 5 % | 10 % |
|---|---|---|
| Salicylsäure | 5,0 g | 10,0 g |
| 2-Propanol 70 % (V/V) | zu 100,0 g | zu 100,0 g |

Aufbrauchsfrist: 6 Monate (Glasflasche, Kunststoffflasche)

**Rp.** (Bitte Leerräume durchstreichen)

## Salicylsäure-Öl ... % (NRF 11.44.) ... g

Anwendung: Wo? Wann/wie oft? Wie lange? ______________________

Anwendungsvorschlag: als Keratolytikum

| | 2 % | 5 % | 10 % |
|---|---|---|---|
| Salicylsäure | 2,0 g | 5,0 g | 10,0 g |
| Raffiniertes Rizinusöl | – | – | 60,0 g |
| Octyldodecanol | zu 100,0 g | zu 100,0 g | zu 100,0 g |

Aufbrauchsfrist: 6 Monate (Glasflasche, Kunststoffflasche)

Rp. (Bitte Leerräume durchstreichen)

**Abwaschbares Salicylsäure-Öl … % (NRF 11.85.) … g**

Anwendung: Wo? Wann/wie oft? Wie lange? ______________________

Anwendungsvorschlag: als Keratolytikum, besonders auf der behaarten Kopfhaut

| | **2 %** | **5 %** | **10 %** |
|---|---|---|---|
| Salicylsäure | 2,0 g | 5,0 g | 10,0 g |
| Macrogol-4-laurylether | 10,0 g | 10,0 g | 15,0 g |
| Octyldodecanol | zu 100,0 g | zu 100,0 g | zu 100,0 g |

Aufbrauchsfrist: 6 Monate (Glasflasche, Kunststoffflasche)

Rp. (Bitte Leerräume durchstreichen)

**Salicylsäure-Vaselin … % (NRF 11.43.) … g**

Anwendung: Wo? Wann/wie oft? Wie lange? ______________________

Anwendungsvorschlag: als Keratolytikum

| | **1 %** | **2 %** | **3 %** |
|---|---|---|---|
| Salicylsäure | 1,0 g | 2,0 g | 3,0 g |
| Weißes oder Gelbes Vaselin | zu 100,0 g | zu 100,0 g | zu 100,0 g |

| | **5 %** | **10 %** | **20 %** |
|---|---|---|---|
| Salicylsäure | 5,0 g | 10,0 g | 20,0 g |
| Weißes oder Gelbes Vaselin | zu 100,0 g | zu 100,0 g | zu 100,0 g |

Aufbrauchsfrist: 1 Jahr (Tube, Spenderdose)

Rp. (Bitte Leerräume durchstreichen)

**Hydrophile Salicylsäure-Creme 5 % mit Steinkohlenteerspiritus 10 % (NRF 11.107.) … g**

Anwendung: Wo? Wann/wie oft? Wie lange? ______________________

**Rp!** Anwendungsvorschlag: bei Ekzemen, ohne ärztliche Kontrolle nicht länger als 4 Wochen anwenden

| | |
|---|---|
| Salicylsäure | 5,0 g |
| Steinkohlenteerspiritus | 10,0 g |
| Nichtionische hydrophile Creme SR (NRF S.26.) | zu 100,0 g |

Aufbrauchsfrist: 6 Monate (Tube, Spenderdose)

Anmerkung: früher *Unguentum Acidi salicylici 5 % L/W cum Spiritu Picis SR*

Rp. (Bitte Leerräume durchstreichen)

**Salicylsäure-Öl … % mit Triamcinolonacetonid 0,1 % (NRF 11.134.) … g**

Anwendung: Wo? Wann/wie oft? Wie lange? ____________________

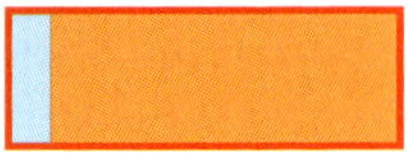

**Rp!** Anwendungsvorschlag: als Keratolytikum bei entzündlichen Dermatosen, insbesondere bei sehr ausgeprägter Kopfschuppung

| | 2 % | 5 % | 10 % |
|---|---|---|---|
| Salicylsäure | 2,0 g | 5,0 g | 10,0 g |
| Triamcinolonacetonid | 0,1 g | 0,1 g | 0,1 g |
| 2-Propanol | 9,9 g | 9,9 g | 9,9 g |
| Raffiniertes Rizinusöl | – | – | 50,0 g |
| Octyldodecanol | zu 100,0 g | zu 100,0 g | zu 100,0 g |

Aufbrauchsfrist: 6 Monate (Glasflasche, Kunststoffflasche)

Rp. (Bitte Leerräume durchstreichen)

**Abwaschbares Salicylsäure-Öl … % mit Triamcinolonacetonid 0,1 % (NRF 11.140.) … g**

Anwendung: Wo? Wann/wie oft? Wie lange? ____________________

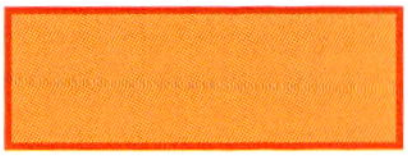

**Rp!** Anwendungsvorschlag: als Keratolytikum bei entzündlichen Dermatosen, insbesondere bei sehr ausgeprägter Kopfschuppung

| | 2 % | 5 % | 10 % |
|---|---|---|---|
| Salicylsäure | 2,0 g | 5,0 g | 10,0 g |
| Triamcinolonacetonid | 0,1 g | 0,1 g | 0,1 g |
| Macrogol-4-laurylether | 10,0 g | 10,0 g | 15,0 g |
| Octyldodecanol | zu 100,0 g | zu 100,0 g | zu 100,0 g |

Aufbrauchsfrist: 6 Monate (Glasflasche, Kunststoffflasche)

Rp. (Bitte Leerräume durchstreichen)

**Selendisulfid-Waschgel 2,5 % (NRF 11.139.) … g**

Anwendung: Wo? Wann/wie oft? Wie lange? ____________________

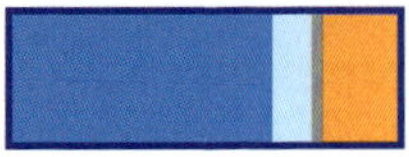

Anwendungsvorschlag: bei Pityriasis simplex capitis, Pityriasis versicolor und zur unterstützenden Behandlung der Psoriasis capitis

| | |
|---|---|
| Selendisulfid | 2,5 g |
| Waschgelgrundlage (NRF S.37.) | zu 100,0 g |

Aufbrauchsfrist: 1 Jahr (Tube), 6 Monate (Spenderdose)

Rp. (Bitte Leerräume durchstreichen)

**Silbernitrat-Lösung … % (NRF 11.98.) … g**

Anwendung: Wo? Wann/wie oft? Wie lange? ______________________

Anwendungsvorschlag: zur Infektionsprophylaxe bei Verbrennungswunden zur Anwendung durch den Arzt oder eingewiesenes Pflegepersonal

| | **0,5 %** | **1 %** |
|---|---|---|
| Silbernitrat | 0,5 g | 1,0 g |
| Kaliumnitrat | 1,3 g | 1,0 g |
| Wasser für Injektionszwecke | zu 100,0 g | zu 100,0 g |

Aufbrauchsfrist: 6 Monate (Glasflasche)

Anmerkung: früher *Solutio Argenti nitrici 0,5 /1 % SR*

Rp. (Bitte Leerräume durchstreichen)

**Silbernitrat-Lösung 10 % (NRF 11.99.) … g**

**Rp!** Anwendungsvorschlag: als Adstringens und Ätzmittel zum Touchieren von Haut- und Schleimhautläsionen durch den Arzt

| | |
|---|---|
| Silbernitrat | 10,0 g |
| Wasser für Injektionszwecke | zu 100,0 g |

Aufbrauchsfrist: 6 Monate (Glasflasche)

Anmerkung: früher *Solutio Argenti nitrici 10 % SR*

Rp. (Bitte Leerräume durchstreichen)

**Hydrophile LCD-Creme … % (NRF 11.86.) … g**

Anwendung: Wo? Wann/wie oft? Wie lange? ______________________

**Rp!** Anwendungsvorschlag: bei chronischen Ekzemen und bei Psoriasis vulgaris, ohne ärztliche Kontrolle nicht länger als 4 Wochen anwenden

| | **5 %** | **10 %** | **20 %** |
|---|---|---|---|
| Steinkohlenteerlösung | 5,0 g | 10,0 g | 20,0 g |
| Anionische hydrophile Creme DAB | zu 100,0 g | zu 100,0 g | zu 100,0 g |

Aufbrauchsfrist: 1 Jahr (Tube), 6 Monate (Spenderdose)

Rp. (Bitte Leerräume durchstreichen)

**Lipophile Steinkohlenteer-Salbe … % (NRF 11.46.) … g**

Anwendung: Wo? Wann/wie oft? Wie lange? ______________________

**Rp!** Anwendungsvorschlag: bei chronischen Ekzemen und bei Psoriasis vulgaris, ohne ärztliche Kontrolle nicht länger als 4 Wochen anwenden

| | **2 %** | **5 %** | **10 %** | **20 %** |
|---|---|---|---|---|
| Steinkohlenteer | 2,0 g | 5,0 g | 10,0 g | 20,0 g |
| Mittelkettige Triglyceride | 5,0 g | 5,0 g | – | – |
| Polysorbat 60 | 5,0 g | 5,0 g | 5,0 g | 5,0 g |
| Hydriertes Erdnussöl | zu 100,0 g | zu 100,0 g | zu 100,0 g | zu 100,0 g |

Aufbrauchsfrist: 6 Monate (Weithalsglas)

Rp. (Bitte Leerräume durchstreichen)

**LCD-Vaselin … % (NRF 11.87.) … g**

Anwendung: Wo? Wann/wie oft? Wie lange? ______________________

**Rp!** Anwendungsvorschlag: bei chronischen Ekzemen und bei Psoriasis vulgaris, ohne ärztliche Kontrolle nicht länger als 4 Wochen anwenden

| | **5 %** | **10 %** | **20 %** |
|---|---|---|---|
| Steinkohlenteerlösung | 5,0 g | 10,0 g | 20,0 g |
| Carbomer 50 000 | 1,0 g | 1,0 g | 1,0 g |
| Weißes Vaselin | zu 100,0 g | zu 100,0 g | zu 100,0 g |

Aufbrauchsfrist: 1 Jahr (Tube), 6 Monate (Spenderdose)

Rp. (Bitte Leerräume durchstreichen)

**Viskose Tensidlösung mit Steinkohlenteerspiritus … % (NRF 11.143.) … g**

Anwendung: Wo? Wann/wie oft? Wie lange? ______________________

**Rp!** Anwendungsvorschlag: bei Psoriasis, Ekzemen und anderen Dermatitiden, besonders an der behaarten Kopfhaut, ohne ärztliche Kontrolle nicht länger als 4 Wochen anwenden

| | **5 %** | **10 %** |
|---|---|---|
| Steinkohlenteerspiritus | 5,0 g | 10,0 g |
| Natriumlaurylethersulfat-Lösung 27 % | 60,0 g | 60,0 g |
| Natriumchlorid | 6,0 g | 6,0 g |
| Gereinigtes Wasser | zu 100,0 g | zu 100,0 g |

Aufbrauchsfrist: 4 Wochen (Glasflasche)

Rp. (Bitte Leerräume durchstreichen)

**Hydrophile Tretinoin-Creme … % (NRF 11.100.) … g**

Anwendung: Wo? Wann/wie oft? Wie lange? ______________________

**Rp!** Anwendungsvorschlag: bei Acne comedonica und papulopustulosa

| | **0,025 %** | **0,05 %** | **0,1 %** |
|---|---|---|---|
| Tretinoin | 0,025g | 0,05 g | 0,1 g |
| Butylhydroxytoluol | 0,04 g | 0,04 g | 0,04 g |
| Dickflüssiges Paraffin | 1,96 g | 1,96 g | 1,96 g |
| Basiscreme DAC | zu 100,0 g | zu 100,0 g | zu 100,0 g |

Aufbrauchsfrist: 0,025 %: 3 Monate unter 8 °C (Tube)
0,05 % / 0,1 %: 6 Monate unter 8 °C (Tube)

Rp. (Bitte Leerräume durchstreichen)

**Lipophile Tretinoin-Creme … % (NRF 11.123.) … g**

Anwendung: Wo? Wann/wie oft? Wie lange? ______________________

**Rp!** Anwendungsvorschlag: bei Hautkrankheiten, die mit Verhornungsstörungen einhergehen

| | **0,025 %** | **0,05 %** | **0,1 %** |
|---|---|---|---|
| Tretinoin | 0,025 g | 0,05 g | 0,1 g |
| Butylhydroxytoluol | 0,04 g | 0,04 g | 0,04 g |
| Dickflüssiges Paraffin | 1,96 g | 1,96 g | 1,96 g |
| Hydrophobe Basiscreme DAC | zu 100,0 g | zu 100,0 g | zu 100,0 g |

Aufbrauchsfrist: 1 Jahr unter 8 °C (Tube)

Rp. (Bitte Leerräume durchstreichen)

**Hydrophiles Tretinoin-Gel … % (NRF 11.124.) … g**

Anwendung: Wo? Wann/wie oft? Wie lange? ______________________

**Rp!** Anwendungsvorschlag: bei Acne comedonica und papulopustulosa

| | **0,025 %** | **0,05 %** | **0,1 %** |
|---|---|---|---|
| Tretinoin | 0,025 g | 0,05 g | 0,1 g |
| Butylhydroxytoluol | 0,01 g | 0,01 g | 0,01 g |
| Ethanol 70 % (V/V) | 19,99 g | 19,99 g | 19,99 g |
| Carbomergel pH 6,5 (NRF S.43.) | zu 100,0 g | zu 100,0 g | zu 100,0 g |

Aufbrauchsfrist: 3 Monate unter 8 °C (Tube)

Rp. (Bitte Leerräume durchstreichen)

**Ethanolhaltige Tretinoin-Lösung … % (NRF 11.102.) … g**

Anwendung: Wo? Wann/wie oft? Wie lange? ______________________

**Rp!** Anwendungsvorschlag: bei Acne comedonica und papulopustulosa

| | 0,025 % | 0,05 % | 0,1 % |
|---|---|---|---|
| Tretinoin | 0,025 g | 0,05 g | 0,1 g |
| Butylhydroxytoluol | 0,055 g | 0,055 g | 0,055 g |
| Propylenglycol | 50,0 g | 50,0 g | 50,0 g |
| Ethanol 96 % | zu 100,0 g | zu 100,0 g | zu 100,0 g |

Aufbrauchsfrist: 6 Monate (Glasflasche)

Rp. (Bitte Leerräume durchstreichen)

**Lipophile Tretinoin-Salbe … % (NRF 11.101.) … g**

Anwendung: Wo? Wann/wie oft? Wie lange? ______________________

**Rp!** Anwendungsvorschlag: bei Hautkrankheiten, die mit Verhornungsstörungen einhergehen

| | 0,025 % | 0,05 % | 0,1 % |
|---|---|---|---|
| Tretinoin | 0,025 g | 0,05 g | 0,1 g |
| Butylhydroxytoluol | 0,04 g | 0,04 g | 0,04 g |
| Dickflüssiges Paraffin | 1,96 g | 1,96 g | 1,96 g |
| Weißes Vaselin | zu 100,0 g | zu 100,0 g | zu 100,0 g |

Aufbrauchsfrist: 6 Monate (Tube)

Rp. (Bitte Leerräume durchstreichen)

**Triamcinolonacetonid 0,1 % in Anionischer hydrophiler Creme DAB …g**

Anwendung: Wo? Wann/wie oft? Wie lange? ______________________

**Rp!** Anwendungsvorschlag: bei entzündlichen und pruriginösen Hauterkrankungen

| | |
|---|---|
| Triamcinolonacetonid | 0,1 g |
| Anionische hydrophile Creme DAB | zu 100,0 g |

Aufbrauchfrist: 3 Monate (Tube, Spenderdose)

Anmerkung: keine NRF-Vorschrift, Stabilität durch Zentrallaboratorium geprüft

Rp. (Bitte Leerräume durchstreichen)

**Triamcinolonacetonid 0,1 % in Anionischer hydrophiler Creme SR DAC … g**

Anwendung: Wo? Wann/wie oft? Wie lange? ______________________

**Rp!** Anwendungsvorschlag: bei entzündlichen und pruriginösen Hauterkrankungen

| | |
|---|---|
| Triamcinolonacetonid | 0,1 g |
| Anionische hydrophile Creme SR DAC | zu 100,0 g |

Aufbrauchfrist: 3 Monate (Tube, Spenderdose)

Anmerkung: keine NRF-Vorschrift, Stabilität durch Zentrallaboratorium geprüft

Rp. (Bitte Leerräume durchstreichen)

**Hydrophile Triamcinolonacetonid-Creme … % (NRF 11.38.) … g**

Anwendung: Wo? Wann/wie oft? Wie lange? ______________________

**Rp!** Anwendungsvorschlag: bei entzündlichen und pruriginösen Hauterkrankungen

| | **0,025 %** | **0,05 %** | **0,1 %** |
|---|---|---|---|
| Triamcinolonacetonid | 0,025 g | 0,05 g | 0,1 g |
| Basiscreme DAC | zu 100,0 g | zu 100,0 g | zu 100,0 g |

Aufbrauchsfrist: 1 Jahr (Tube), 6 Monate (Spenderdose)

Rp. (Bitte Leerräume durchstreichen)

**Hydrophile Triamcinolonacetonid-Creme … % mit Chlorhexidindigluconat 1 % (NRF 11.136.) … g**

Anwendung: Wo? Wann/wie oft? Wie lange? ______________________

**Rp!** Anwendungsvorschlag: bei entzündlichen Infektionen der Haut

| | **0,025 %** | **0,05 %** | **0,1 %** |
|---|---|---|---|
| Triamcinolonacetonid | 0,025 g | 0,05 g | 0,1 g |
| Chlorhexidindigluconat-Lösung (200 g/L) | 5,33 g | 5,33 g | 5,33 g |
| Basiscreme DAC | zu 100,0 g | zu 100,0 g | zu 100,0 g |

Aufbrauchsfrist: 6 Monate (Tube, Spenderdose)

Rp. (Bitte Leerräume durchstreichen)

**Hydrophile Triamcinolonacetonid-Emulsion … % (NRF 11.90.) … g**

Anwendung: Wo? Wann/wie oft? Wie lange? ______________________

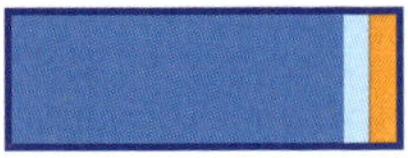

**Rp!** Anwendungsvorschlag: bei entzündlichen und pruriginösen Hauterkrankungen

| | **0,025 %** | **0,05 %** | **0,1 %** |
|---|---|---|---|
| Triamcinolonacetonid | 0,025 g | 0,05 g | 0,1 g |
| Hydrophile Basis-emulsion DAC | zu 100,0 g | zu 100,0 g | zu 100,0 g |

Aufbrauchsfrist: 6 Monate (Kunststoffflasche)

Rp. (Bitte Leerräume durchstreichen)

**Triamcinolonacetonid 0,1 % in Kühlcreme DAB …g**

Anwendung: Wo? Wann/wie oft? Wie lange? ______________________

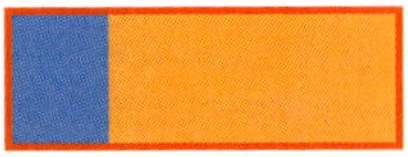

**Rp!** Anwendungsvorschlag: bei entzündlichen und pruriginösen Hauterkrankungen

| | |
|---|---|
| Triamcinolonacetonid | 0,1 g |
| Kühlcreme DAB | zu 100,0 g |

Aufbrauchfrist: 4 Wochen (Tube, Spenderdose)

Anmerkung: keine NRF-Vorschrift, Stabilität durch Zentrallaboratorium geprüft

Rp. (Bitte Leerräume durchstreichen)

**Triamcinolonacetonid-Hautspiritus … % mit Salicylsäure 2 % (NRF 11.39.) … g**

Anwendung: Wo? Wann/wie oft? Wie lange? ______________________

**Rp!** Anwendungsvorschlag: bei entzündlichen Dermatosen, insbesondere bei ausgeprägter Kopfschuppung

| | **0,1 %** | **0,2 %** |
|---|---|---|
| Triamcinolonacetonid | 0,1 g | 0,2 g |
| Salicylsäure | 2,0 g | 2,0 g |
| Ethanol 70 % (V/V) | zu 100,0 g | zu 100,0 g |

Aufbrauchsfrist: 6 Monate (Glasflasche, Kunststoffflasche)

Rp. (Bitte Leerräume durchstreichen)

**Triamcinolonacetonid ... % in Weicher Zinkpaste DAB ... g**

Anwendung: Wo? Wann/wie oft? Wie lange? ______________________________

**Rp!** Anwendungsvorschlag: bei entzündlichen und pruriginösen Hauterkrankungen

| | **0,025 %** | **0,1 %** |
|---|---|---|
| Triamcinolonacetonid | 0,025 g | 0,1 g |
| Weiche Zinkpaste DAB | zu 100,0 g | zu 100,0 g |

Aufbrauchfrist: 3 Monate (Tube, Spenderdose)

Anmerkung: keine NRF-Vorschrift, Stabilität durch Zentrallaboratorium geprüft

Rp. (Bitte Leerräume durchstreichen)

**Trichloressigsäure-Lösung ... % (NRF 11.133.) ... g**

Anwendungsvorschlag: als Keratolytikum, besonders zum Chemopeeling, ausschließlich durch den Arzt

| | **10 %** | **20 %** | **35 %** | **50 %** |
|---|---|---|---|---|
| Trichloressigsäure | 10,0 g | 20,0 g | 35,0 g | 50,0 g |
| Gereinigtes Wasser | zu 100,0 g | zu 100,0 g | zu 100,0 g | zu 100,0 g |

Aufbrauchsfrist: 6 Monate (Glasflasche)

Anmerkung: De-facto-Verschreibungspflicht, da Verordnung nur plausibel zur Anwendung durch den Arzt

Rp. (Bitte Leerräume durchstreichen)

**Trichloressigsäure-Lösung 850 mg/mL / 1000 mg/mL (NRF 11.147.) ... mL**

Anwendungsvorschlag: als Keratolytikum bzw. Kaustikum, besonders bei Feigwarzen und zur Matrixverödung, ausschließlich durch den Arzt

| | **850 mg/mL** | **1000 mg/mL** |
|---|---|---|
| Trichloressigsäure | 63,9 g | 70,3 g |
| Gereinigtes Wasser | zu 100,0 g | zu 100,0 g |

Aufbrauchsfrist: 6 Monate (Glasflasche)

Anmerkung: De-facto-Verschreibungspflicht, da Verordnung nur plausibel zur Anwendung durch den Arzt

Rp. (Bitte Leerräume durchstreichen)

**Hydrophile Triclosan-Creme … % (NRF 11.135.) … g**

Anwendung: Wo? Wann/wie oft? Wie lange? ________________________

Anwendungsvorschlag:
als Hautantiseptikum

| | 1 % | 2 % |
|---|---|---|
| Triclosan | 1,0 g | 2,0 g |
| 2-Ethylhexyllaurat | 2,0 g | 4,0 g |
| Anionische hydrophile Creme SR DAC | zu 100,0 g | zu 100,0 g |

Aufbrauchsfrist: 1 Jahr (Tube), 6 Monate (Spenderdose)

Rp. (Bitte Leerräume durchstreichen)

**Lipophile Triclosan-Creme … % (NRF 11.122.) … g**

Anwendung: Wo? Wann/wie oft? Wie lange? ________________________

Anwendungsvorschlag:
als Hautantiseptikum

| | 1 % | 2 % |
|---|---|---|
| Triclosan | 1,0 g | 2,0 g |
| Hydrophobe Basiscreme DAC | zu 100,0 g | zu 100,0 g |

Aufbrauchsfrist: 1 Jahr (Tube), 6 Monate (Spenderdose)

Rp. (Bitte Leerräume durchstreichen)

**Warzensalbe (NRF 11.31.) … g**

Anwendung: Wo? Wann/wie oft? Wie lange? ________________________

**Rp!** Anwendungsvorschlag:
bei Warzen

| | |
|---|---|
| Dithranol | 1,0 g |
| Salicylsäure | 25,0 g |
| Dickflüssiges Paraffin | 10,0 g |
| Weißes Vaselin | zu 100,0 g |

Aufbrauchsfrist: 6 Monate (Tube)

Rp. (Bitte Leerräume durchstreichen)

**Wasserstoffperoxid-Lösung 3 % (NRF 11.103.) … g**

Anwendung: Wo? Wann/wie oft? Wie lange? ______________________

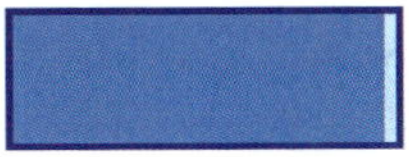

Anwendungsvorschlag: als Desinfektionsmittel auf der Haut und oberflächlichen Wunden, auch verdünnt

| | | |
|---|---|---|
| Wasserstoffperoxid-Lösung 30 % | 10,0 | g |
| Phosphorsäure 10 % | 0,5 | g |
| Gereinigtes Wasser | zu 100,0 | g |

Aufbrauchsfrist: 6 Monate (Glasflasche, Verschluss mit Überdrucksicherung)

Rp. (Bitte Leerräume durchstreichen)

**Zinkoxidöl DAC (NRF 11.20.) … g**

Anwendung: Wo? Wann/wie oft? Wie lange? ______________________

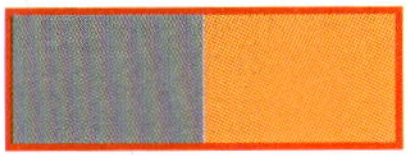

Anwendungsvorschlag: bei subakuten und chronischen Ekzemen

| | | |
|---|---|---|
| Zinkoxid | 50,0 | g |
| Natives Olivenöl | zu 100,0 | g |

Aufbrauchsfrist: 6 Monate (Glasflasche, Kunststoffflasche)

Rp. (Bitte Leerräume durchstreichen)

**Hydrophiles Zinkoxid-Liniment 25 % (NRF 11.109.) … g**

Anwendung: Wo? Wann/wie oft? Wie lange? ______________________

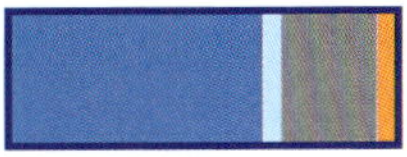

Anwendungsvorschlag: bei entzündlichen Hauterkrankungen

| | | |
|---|---|---|
| Zinkoxid | 25,0 | g |
| Glycerol 85 % | 5,0 | g |
| Nichtionische hydrophile Creme SR (NRF S.26.) | 15,0 | g |
| Gereinigtes Wasser | zu 100,0 | g |

Aufbrauchsfrist: 6 Monate (Tube, Spenderdose)

Anmerkung: früher *Lotio Zinci oxidati SR*

**Rp.** (Bitte Leerräume durchstreichen)

**Zinkoxid-Neutralöl 50 % (NRF 11.113.) ... g**

Anwendung: Wo? Wann/wie oft? Wie lange? ____________________

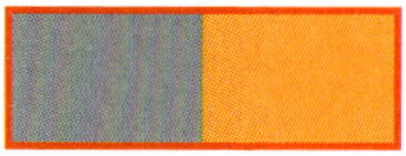

Anwendungsvorschlag: bei subakuten und chronischen Ekzemen

| | | |
|---|---|---|
| Zinkoxid | 50,0 | g |
| Magnesiumstearat | 0,5 | g |
| Mittelkettige Triglyceride | zu 100,0 | g |

Aufbrauchsfrist: 6 Monate (Glasflasche, Kunststoffflasche)
Anmerkung: früher *Oleum Zinci oxidati SR*

**Rp.** (Bitte Leerräume durchstreichen)

**Zinkoxid-Neutralöl 50 % mit Nystatin 70 000 I.E./g (NRF 11.114.) ... g**

Anwendung: Wo? Wann/wie oft? Wie lange? ____________________

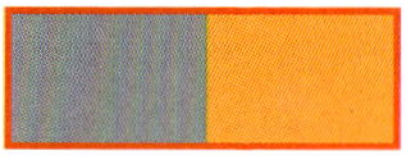

Anwendungsvorschlag: als leicht adstringierendes und austrocknendes Antimykotikum bei Hefepilzinfektionen

| | | |
|---|---|---|
| Nystatin | 7 Mio | I.E. |
| Zinkoxid | 50,0 | g |
| Magnesiumstearat | 0,5 | g |
| Mittelkettige Triglyceride | zu 100,0 | g |

Aufbrauchsfrist: 6 Monate (Glasflasche, Kunststoffflasche)
Anmerkung: früher *Oleum Zinci oxidati cum Nystatino SR*

**Rp.** (Bitte Leerräume durchstreichen)

**Ethanolhaltige hydrophile Zinkoxid-Paste 18 % (NRF 11.49.) ... g**

Anwendung: Wo? Wann/wie oft? Wie lange? ____________________

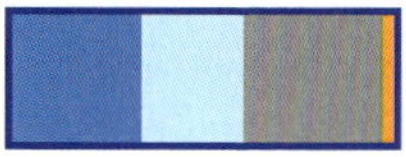

Anwendungsvorschlag: bei entzündlichen Hauterkrankungen

| | | |
|---|---|---|
| Zinkoxid | 18,0 | g |
| Talkum | 18,0 | g |
| Emulgierender Cetylstearylalkohol (Typ A) | 3,0 | g |
| Glycerol 85 % | 18,0 | g |
| Gereinigtes Wasser | 25,0 | g |
| Ethanol 70 % (V/V) | zu 100,0 | g |

Aufbrauchsfrist: 1 Jahr (Tube), 6 Monate (Spenderdose)
Anmerkung: früher *18er-Lotio*

Rp. (Bitte Leerräume durchstreichen)

**Hydrophile Zinkoxid-Paste 40 % mit Ammoniumbituminosulfonat 5 % (NRF 11.108.) ... g**

Anwendung: Wo? Wann/wie oft? Wie lange? ______________________

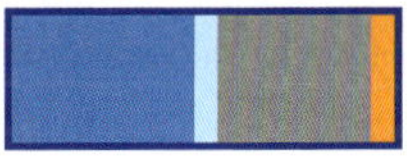

Anwendungsvorschlag: bei entzündlichen Hauterkrankungen

| | | |
|---|---|---|
| Ammoniumbituminosulfonat | 5,0 | g |
| Zinkoxid | 40,0 | g |
| Nichtionische hydrophile Creme SR (NRF S.26.) | 20,0 | g |
| Gereinigtes Wasser | zu 100,0 | g |

Aufbrauchsfrist: 6 Monate (Weithalsglas)

Anmerkung: früher *Pasta Ammonii sulfobituminosi SR*

Rp. (Bitte Leerräume durchstreichen)

**Zinkoxid-Paste 50 % mit Bismutgallat 10 % (NRF 11.112.) ... g**

Anwendung: Wo? Wann/wie oft? Wie lange? ______________________

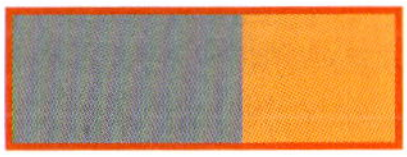

Anwendungsvorschlag: bei entzündlichen Hauterkrankungen

| | | |
|---|---|---|
| Zinkoxid | 50,0 | g |
| Basisches Bismutgallat | 10,0 | g |
| Natives Leinöl | 20,0 | g |
| Weißes Vaselin | zu 100,0 | g |

Aufbrauchsfrist: 3 Monate (Weithalsglas, Schraubdeckeldose)

Anmerkung: früher *Pasta exsiccans SR*

**Rp.** (Bitte Leerräume durchstreichen)

## Ethanolhaltige Zinkoxid-Schüttelmixtur 25 % SR (NRF 11.110.) ... g

Anwendung: Wo? Wann/wie oft? Wie lange? ______________________

Anwendungsvorschlag: bei entzündlichen Hauterkrankungen

| | | |
|---|---|---|
| Zinkoxid | 25,0 | g |
| Glycerol 85 % | 5,0 | g |
| Ethanol 90 % (V/V) | 25,0 | g |
| Gereinigtes Wasser | zu 100,0 | g |

Aufbrauchsfrist: 6 Monate (Glasflasche, Kunststoffflasche)
Anmerkung: früher *Lotio Zinci oxidati ethanolica SR*

**Rp.** (Bitte Leerräume durchstreichen)

## Zinkoxidschüttelmixtur DAC oder Hautfarbene Zinkoxidschüttelmixtur (NRF 11.22.) ... g

Anwendung: Wo? Wann/wie oft? Wie lange? ______________________

Anwendungsvorschlag: bei subakuten Ekzemen zur Kühlung, Entquellung und Trocknung, insbesondere bei Seborrhoe

| | **weiß** | | **hautfarben** | |
|---|---|---|---|---|
| Zinkoxid | 20,0 | g | 20,0 | g |
| Talkum | 20,0 | g | 20,0 | g |
| Rotes Eisenoxid | – | | 0,16 | g |
| Gelbes Eisenoxid | – | | 0,56 | g |
| Schwarzes Eisenoxid | – | | 0,08 | g |
| Glycerol 85 % | 30,0 | g | 30,0 | g |
| Gereinigtes Wasser | zu 100,0 | g | zu 100,0 | g |

Aufbrauchsfrist: 6 Monate (Glasflasche, Kunststoffflasche)

**Rp.** (Bitte Leerräume durchstreichen)

**Ethanolhaltige Zinkoxidschüttelmixtur oder Hautfarbene ethanolhaltige Zinkoxidschüttelmixtur (NRF 11.3.) … g**

Anwendung: Wo? Wann/wie oft? Wie lange? ______________________

Anwendungsvorschlag: bei subakuten Ekzemen zur Kühlung, Entquellung und Trocknung, insbesondere bei Seborrhoe

| | **weiß** | **hautfarben** |
|---|---|---|
| Zinkoxid | 20,0 g | 20,0 g |
| Rotes Eisenoxid | – | 0,16 g |
| Gelbes Eisenoxid | – | 0,56 g |
| Schwarzes Eisenoxid | – | 0,08 g |
| Talkum | 20,0 g | 20,0 g |
| Glycerol 85 % | 20,0 g | 20,0 g |
| Gereinigtes Wasser | 20,0 g | 19,2 g |
| Ethanol 90 % (V/V) | zu 100,0 g | zu 100,0 g |

Aufbrauchsfrist: 6 Monate (Glasflasche, Kunststoffflasche)

**Rp.** (Bitte Leerräume durchstreichen)

**Zinkoxid-Talkumpuder 50 %, weiß / hautfarben (NRF 11.60.) … g**

Anwendung: Wo? Wann/wie oft? Wie lange? ______________________

Anwendungsvorschlag:
bei subakuten Dermatitiden

| | **weiß** | **hautfarben** |
|---|---|---|
| Zinkoxid | 50,0 g | 50,0 g |
| Rotes Eisenoxid | – | 0,6 g |
| Gelbes Eisenoxid | – | 2,1 g |
| Schwarzes Eisenoxid | – | 0,3 g |
| Talkum | zu 100,0 g | zu 100,0 g |

Aufbrauchsfrist: 1 Jahr (Puderstreudose)

Rp. (Bitte Leerräume durchstreichen)

**Weiche Zinkpaste DAB (NRF 11.21.) ... g**

Anwendung: Wo? Wann/wie oft? Wie lange? ______________________

Anwendungsvorschlag: bei akuten, subakuten und chronischen Ekzemen

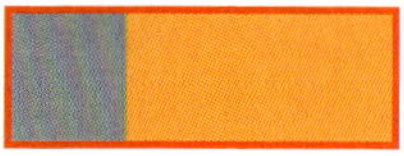

| | | |
|---|---|---|
| Zinkoxid | 30,0 | g |
| Dickflüssiges Paraffin | 40,0 | g |
| Gebleichtes Wachs | 10,0 | g |
| Weißes Vaselin | zu 100,0 | g |

Aufbrauchsfrist: 1 Jahr (Tube, Spenderdose), 6 Monate (Schraubdeckeldose)

# Zum Einnehmen

Rp. (Bitte Leerräume durchstreichen)

**Amfetaminsulfat-Kapseln … mg (NRF 22.5.) … Stück**

Anwendung: Wo? Wann/wie oft? Wie lange? ______________________

**BtM!** Anwendungsvorschlag: bei hyperkinetischen Störungen

| | **5 mg** | **10 mg** |
|---|---|---|
| Amfetaminsulfat | 0,005 g | 0,01 g |
| Mannitol-Siliciumdioxid-Füllmittel (NRF S.38.) | zu 0,275 g | zu 0,275 g |

Aufbrauchsfrist: 1 Jahr (Glas- oder Kunststoffflasche)
Anmerkung: Mengen für Hartgelatinekapsel Größe 1. Andere Stärken analog herstellbar.

Rp. (Bitte Leerräume durchstreichen)

**Amfetaminsulfat-Lösung 2 mg/mL (NRF 22.4.) … mL**

Anwendung: Wo? Wann/wie oft? Wie lange? ______________________

**BtM!** Anwendungsvorschlag: bei hyperkinetischen Störungen

| | | | |
|---|---|---|---|
| Amfetaminsulfat | 0,2 | g | |
| Natriumbenzoat | 0,15 | g | |
| Citronensäure | 0,1 | g | |
| Saccharose | 25,0 | g | |
| Gereinigtes Wasser | zu 109,5 | g | (100 mL) |

Aufbrauchsfrist: 6 Monate (Glasflasche)

Rp. (Bitte Leerräume durchstreichen)

**Lakritzehaltige Ammoniumchlorid-Lösung 2,5 % (NRF 4.6.) … g**

Anwendung: Wo? Wann/wie oft? Wie lange? ______________________

Anwendungsvorschlag: als Expektorans

| | | |
|---|---|---|
| Ammoniumchlorid | 2,5 | g |
| Standardisierter Süßholztrockenextrakt | 2,5 | g |
| Konserviertes Wasser DAC | zu 100,0 | g |

Aufbrauchsfrist: 4 Wochen (Glasflasche)
Anmerkung: bei Bedarf unkonserviert, Aufbrauchsfrist 2 Wochen (unter 8 °C)

**Rp.** (Bitte Leerräume durchstreichen)

### Ölige Cannabidiol-Lösung … mg/mL (NRF 22.10.) … mL

Anwendung: Wo? Wann/wie oft? Wie lange? ____________________

**Rp!** Anwendungsvorschlag: u. a. beim Dravet-Syndrom und beim Lennox-Gastaut-Syndrom, bei Multipler Sklerose und anderen Anwendungsgebieten bei individuell zu stellender Indikation

| | **50 mg/mL** | **100 mg/mL** | |
|---|---|---|---|
| Cannabidiol | 5,0 g | 10,0 g | |
| Mittelkettige Triglyceride | zu 94,9 g | zu 95,3 g | (100 mL) |

| | **200 mg/mL** | **400 mg/mL** | |
|---|---|---|---|
| Cannabidiol | 20,0 g | 40,0 g | |
| Mittelkettige Triglyceride | zu 96,0 g | zu 97,4 g | (100 mL) |

Aufbrauchsfrist: 6 Monate (Glasflasche)

**Rp.** (Bitte Leerräume durchstreichen)

### Cannabisblüten in Einzeldosen zu … g zur Teezubereitung (NRF 22.15.) … Stück

Anwendung: Wo? Wann/wie oft? Wie lange? ____________________

**BtM!** Anwendungsvorschlag: u. a. als Antiemetikum, Appetitstimulans oder Muskelrelaxans bei Multipler Sklerose in besonders begründeten Fällen

| | |
|---|---|
| Cannabisblüten<br>(mit Angabe der Handelsbezeichnung im Sinne der „Sorte") | 100,0 g |

Aufbrauchsfrist: keine (Einzeldosisbehältnis)
Vor Anbruch: 6 Monate (Pulverkapseln in Kunststoffflasche als Umverpackung)
Anmerkung: Einzeldosis auf Verordnung angeben,
zur Auswahl stehen: 0,25 g / 0,5 g / 0,75 g / 1 g

**Rp.** (Bitte Leerräume durchstreichen)

### Cannabisblüten zur Teezubereitung (NRF 22.14.) … g

Anwendung: Wo? Wann/wie oft? Wie lange? ____________________

**BtM!** Anwendungsvorschlag: u. a. als Antiemetikum, Appetitstimulans oder Muskelrelaxans bei Multipler Sklerose in besonders begründeten Fällen

| | |
|---|---|
| Cannabisblüten<br>(mit Angabe der Handelsbezeichnung im Sinne der „Sorte") | 100,0 g |

Aufbrauchsfrist: 6 Monate (Kunststoffflasche)

Rp. (Bitte Leerräume durchstreichen)

**Ölige Cannabisölharz-Lösung 25 mg/mL Dronabinol (NRF 22.11.) … mL**

Anwendung: Wo? Wann/wie oft? Wie lange? ____________________

**BtM!** Anwendungsvorschlag: u. a. als Antiemetikum, Appetitstimulans, Muskelrelaxans bei Multipler Sklerose oder Analgetikum bei chronischen Schmerzen in besonders begründeten Fällen

| | | | |
|---|---|---|---|
| Eingestelltes Cannabisölharz 5 % Dronabinol | 50,0 | g | |
| Mittelkettige Triglyceride | zu 94,8 | g | (100 mL) |

Aufbrauchsfrist: 2 Monate (Glasflasche)



Rp. (Bitte Leerräume durchstreichen)

**Captopril-Lösung 2 mg/mL (NRF 10.5.) … mL**

Anwendung: Wo? Wann/wie oft? Wie lange? ____________________

**Rp!** Anwendungsvorschlag: als Antihypertensivum und zur Behandlung der Herzinsuffizienz in der Pädiatrie

| | | | |
|---|---|---|---|
| Captopril | 0,2 | g | |
| Kaliumsorbat | 0,1 | g | |
| Ascorbinsäure | 0,2 | g | |
| Gereinigtes Wasser | zu 100,0 | g | (100 mL) |

Aufbrauchsfrist: 4 Wochen unter 8 °C (Glasflasche)

Rp. (Bitte Leerräume durchstreichen)

**Chloralhydrat-Sirup 100 mg/mL (NRF 17.4.) … mL**

Anwendung: Wo? Wann/wie oft? Wie lange? ____________________

**Rp!** Anwendungsvorschlag: als Sedativum und Hypnotikum. Zur Prämedikation vor operativen Eingriffen und diagnostischen Maßnahmen

| | | | |
|---|---|---|---|
| Chloralhydrat | 10,0 | g | |
| Gereinigtes Wasser | 10,0 | g | |
| Pfefferminzöl | 0,04 | g | |
| Zuckersirup DAB | zu 130,8 | g | (100 mL) |

Aufbrauchsfrist: 6 Monate (Glasflasche)

Rp. (Bitte Leerräume durchstreichen)

**Coffein-Lösung 10 mg/mL (NRF 3.1.) … mL**

Anwendung: Wo? Wann/wie oft? Wie lange? ______________________

**Rp!** Anwendungsvorschlag: bei Apnoe-Anfällen bei Frühgeborenen

| | | | |
|---|---|---|---|
| Coffein | 1,0 | g | |
| Kaliumsorbat | 0,14 | g | |
| Citronensäure | 0,06 | g | |
| Gereinigtes Wasser | zu 100,0 | g | (100 mL) |

Aufbrauchsfrist: 6 Monate (Glasflasche)

Anmerkungen: Verordnung und Dosierung zweifelsfrei auf Coffein ausstellen, nicht auf Coffeincitrat.

Pro Milliliter Coffein-Lösung 10 mg/mL werden 0,36 mg, entsprechend weniger als 0,01 mmol Kalium zugeführt.

Rp. (Bitte Leerräume durchstreichen)

**Dexamfetaminsulfat-Tropfen 25 mg/mL (NRF 22.9.) … mL**

Anwendung: Wo? Wann/wie oft? Wie lange? ______________________

**BtM!** Anwendungsvorschlag: bei Aufmerksamkeitsdefizit-/Hyperaktivitätsstörung (ADHS)

| | | | |
|---|---|---|---|
| Dexamfetaminsulfat | 2,5 | g | |
| Konserviertes Wasser DAC | zu 100,4 | g | (100 mL) |

Aufbrauchsfrist: 6 Monate (Glasflasche)

Rp. (Bitte Leerräume durchstreichen)

**3,4-Diaminopyridin-Kapseln … mg (NRF 22.3.) … Stück**

Anwendung: Wo? Wann/wie oft? Wie lange? ______________________

**Rp!** Anwendungsvorschlag: versuchsweise bei sicher diagnostiziertem Lambert-Eaton-Syndrom

| | **5 mg** | **10 mg** |
|---|---|---|
| 3,4-Diaminopyridin | 0,005 g | 0,01 g |
| Mannitol-Siliciumdioxid-Füllmittel (NRF S.38.) | nach Bedarf | nach Bedarf |

Aufbrauchsfrist: 1 Jahr (Glas- oder Kunststoffflasche)

Anmerkung: Mengen für Hartgelatinekapsel Größe 1.

Rp. (Bitte Leerräume durchstreichen)

**Dronabinol-Kapseln … mg (NRF 22.7.) … Stück**

Anwendung: Wo? Wann/wie oft? Wie lange? ______________________

**BtM!** Anwendungsvorschlag: u. a. als Antiemetikum, Analgetikum, Appetitstimulans oder Muskelrelaxans bei Multipler Sklerose in begründeten Fällen

| | **2,5 mg** | **5 mg** | **10 mg** |
|---|---|---|---|
| Dronabinol | 0,0025 g | 0,005 g | 0,01 g |
| Palmitoylascorbinsäurehaltige Gemischtkettige Triglyceride (NRF S.44.) | zu 0,43 g | zu 0,43 g | zu 0,43 g |

Aufbrauchsfrist: 6 Monate (Glas- oder Kunststoffflasche)

Anmerkung: Mengen für Hartgelatinekapsel Größe 1.



Rp. (Bitte Leerräume durchstreichen)

**Ölige Dronabinol-Tropfen 25 mg/mL (NRF 22.8.) … mL**

Anwendung: Wo? Wann/wie oft? Wie lange? ______________________

**BtM!** Anwendungsvorschlag: u. a. als Antiemetikum, Appetitstimulans oder Muskelrelaxans bei Multipler Sklerose oder Analgetikum bei chronischen Schmerzen in besonders begründeten Fällen

| | | |
|---|---|---|
| Dronabinol | 2,5 g | |
| Palmitoylascorbinsäurehaltige Mittelkettige Triglyceride (NRF S.45.) | zu 94,7 g | (100 mL) |

Aufbrauchsfrist: 6 Monate (Glasflasche)

Rp. (Bitte Leerräume durchstreichen)

**Fluorid-Lösung 125 µg/Tropfen (NRF 20.3.) … g**

Anwendung: Wo? Wann/wie oft? Wie lange? ______________________

**Rp!** Anwendungsvorschlag: zur Kariesprophylaxe

| | |
|---|---|
| Natriumfluorid | 0,44 g |
| Gereinigtes Wasser | 14,56 g |
| Glycerol | zu 100,0 g |

Aufbrauchsfrist: 6 Monate (Glasflasche)

Rp. (Bitte Leerräume durchstreichen)

**Furosemid-Lösung … mg/mL (NRF 26.2.) … mL**

Anwendung: Wo? Wann/wie oft? Wie lange? ____________________

**Rp!** Anwendungsvorschlag: als Diuretikum, insbesondere zur pädiatrischen Dosierung

| | **2 mg/mL** | | **10 mg/mL** | | |
|---|---|---|---|---|---|
| Furosemid | 0,2 | g | 1,0 | g | |
| Trometamol | 0,1 | g | 0,45 | g | |
| Saccharin-Natrium | 0,1 | g | 0,1 | g | |
| Methyl-4-hydroxybenzoat | 0,2 | g | 0,2 | g | |
| Gereinigtes Wasser | zu 100,0 | g | zu 100,0 | g | (100 mL) |

Aufbrauchsfrist: 6 Monate (Glasflasche)

Rp. (Bitte Leerräume durchstreichen)

**Furosemid-Lösung … mg/mL ohne Konservierung (NRF 26.1.) … Stück zu … mL**

Anwendung: Wo? Wann/wie oft? Wie lange? ____________________

**Rp!** Anwendungsvorschlag: als Diuretikum, insbesondere zur pädiatrischen Dosierung, wenn Konservierungsmittel unerwünscht sind

| | **2 mg/mL** | | **10 mg/mL** | | |
|---|---|---|---|---|---|
| Furosemid | 0,2 | g | 1,0 | g | |
| Trometamol | 0,08 | g | 0,45 | g | |
| Saccharin-Natrium | 0,1 | g | 0,1 | g | |
| Wasser für Injektionszwecke | zu 100,0 | g | zu 100,0 | g | (100 mL) |

Aufbrauchsfrist: keine (Einzeldosisbehältnis), 2 Wochen unter 8 °C (Mehrdosenbehältnis, Glasflasche)

Vor Anbruch: 2 Wochen unter 8 °C, 2 Jahre unter –15 °C (Einmalspritze)

Rp. (Bitte Leerräume durchstreichen)

**Glucose-Elektrolyt-Mischung ............ (NRF 6.5.) ... Stück zu ... g**

Anwendung: Wo? Wann/wie oft? Wie lange? ______________________

Anwendungsvorschlag: orale Salz- und Flüssigkeitszufuhr bei Durchfallerkrankungen

| | **ORS 40** | **ORS 60** | **New-ORS-WHO** |
|---|---|---|---|
| Natriumchlorid | 0,85 g | 1,75 g | 2,6 g |
| Kaliumchlorid | 1,5 g | 1,5 g | 1,5 g |
| Natriumcitrat (Trinatriumsalz; Dihydrat) | 2,5 g | 2,9 g | 2,9 g |
| Glucose | 20,15 g | 19,85 g | 13,5 g |

Aufbrauchsfrist: keine (Einzeldosis), rekonstituierte Lösung 24 Stunden
Vor Anbruch: 1 Jahr (Papierbeutel)
Anmerkung: früher *Oralytpulver 40 für Säuglinge SR (ORS 40)*

Rp. (Bitte Leerräume durchstreichen)

**Hydrochlorothiazid-Kapseln ... mg (NRF 26.3.) ... Stück**

Anwendung: Wo? Wann/wie oft? Wie lange? ______________________

**Rp!** Anwendungsvorschlag: als Diuretikum in der Pädiatrie

| | **0,5 mg** | **1 mg** | **2 mg** |
|---|---|---|---|
| Hydrochlorothiazid | 0,0005 g | 0,001 g | 0,002 g |
| Mannitol-Siliciumdioxid-Füllmittel (NRF S.38.) | zu 0,275 g | zu 0,275 g | zu 0,275 g |
| | **5 mg** | **10 mg** | **allgemein** |
| Hydrochlorothiazid | 0,005 g | 0,01 g | nach Bedarf |
| Mannitol-Siliciumdioxid-Füllmittel (NRF S.38.) | zu 0,275 g | zu 0,275 g | zu 0,275 g |

Aufbrauchsfrist: 1 Jahr (Dose, Weithalsglas, Kapselbox)
Anmerkung: Mengen für Hartgelatinekapsel Größe 1. Die angegebenen Stärken sind beispielhaft gewählt. Bei der Verordnung kann die Dosis pro Kapsel beliebig zwischen 0,5 mg und 10 mg gewählt werden, z. B. Hydrochlorothiazid-Kapseln 3 mg (NRF 26.3.) ... Stück.

Rp. (Bitte Leerräume durchstreichen)

**Hydrochlorothiazid-Suspension 2 mg/mL (NRF 26.4.) ... mL**

Anwendung: Wo? Wann/wie oft? Wie lange? ______________________

**Rp!** Anwendungsvorschlag: als Diuretikum in der Pädiatrie

| | | |
|---|---|---|
| Hydrochlorothiazid | 0,2 g | |
| Saccharose | 22,0 g | |
| Natriumchlorid | 0,5 g | |
| Kaliumsorbat | 0,15 g | |
| Citronensäure | 0,35 g | |
| Tragant | 0,6 g | |
| Gereinigtes Wasser | zu 109,1 g | (100 mL) |

Aufbrauchsfrist: 3 Monate (Glasflasche)
Anmerkung: Pro Milliliter Hydrochlorothiazid-Suspension 2 mg/mL werden 0,39 mg entsprechend 0,01 mmol Kalium und 2,0 mg entsprechend 0,086 mmol Natrium zugeführt.

Rp. (Bitte Leerräume durchstreichen)

**Hydrocortison-Suspension 1 mg/mL / 10 mg/mL (NRF 34.2.) ... mL**

Anwendung: Wo? Wann/wie oft? Wie lange? ______________________

**Rp!** Anwendungsvorschlag: für die systemische Behandlung mit Glucocorticoiden in der Pädiatrie, insbesondere bei Nebenniereninsuffizienz

| | **1 mg/mL** | **10 mg/mL** |
|---|---|---|
| Hydrocortison | 0,1 g | 1,0 g |
| Hochdisperses Siliciumdioxid | 0,1 g | 0,1 g |
| Grundlage für Suspensionen zum Einnehmen DAC | zu 104,1 g | zu 104,2 g |

Aufbrauchsfrist: 6 Monate (Glasflasche, Kunststoffflasche)
Anmerkung: Pro Milliliter Hydrocortison-Suspension 1 mg/mL / 10 mg/mL werden 0,38 mg entsprechend weniger als 0,01 mmol Kalium zugeführt.

Rp. (Bitte Leerräume durchstreichen)

**Iodid-Lösung 500 mg/mL (NRF 28.1.) … g**

Anwendung: Wo? Wann/wie oft? Wie lange? ______________________

Anwendungsvorschlag: zur präoperativen Behandlung bei Morbus Basedow

| | | | |
|---|---|---|---|
| Kaliumiodid | 65,4 | g | |
| Natriumthiosulfat | 0,1 | g | |
| Gereinigtes Wasser | zu 146,4 | g | (100 mL) |

Aufbrauchsfrist: 6 Monate (Glasflasche)



Rp. (Bitte Leerräume durchstreichen)

**Kaliumiodid-Tropfen 0,05 % (NRF 20.4.) … g**

Anwendung: Wo? Wann/wie oft? Wie lange? ______________________

Anwendungsvorschlag: zur Prophylaxe des alimentären Iodmangels und Therapie der euthyreoten Struma

| | | |
|---|---|---|
| Kaliumiodid | 0,05 | g |
| Gereinigtes Wasser | 15,0 | g |
| Glycerol | zu 100,0 | g |

Aufbrauchsfrist: 6 Monate (Glasflasche)

Rp. (Bitte Leerräume durchstreichen)

**Levomethadonhydrochlorid-Lösung 2,5 mg/mL (NRF 29.4.) … mL**

Anwendung: Wo? Wann/wie oft? Wie lange? ______________________

**BtM!** Anwendungsvorschlag:
zur Substitutionsbehandlung bei Opiatabhängigkeit

| | | | |
|---|---|---|---|
| Levomethadonhydrochlorid-Lösung 5 mg/mL | 52,0 | g | |
| Farbmittel-Konzentrat „Grün“ (NRF S.33.) | 15,0 | g | |
| Viskose Grundlösung DAC | zu 110,0 | g | (100 mL) |

Aufbrauchsfrist: keine (Einzeldosisbehältnis),
6 Monate bei Mehrdosenbehältnis (Glasflasche)
Vor Anbruch: 2 Jahre (Glasflasche), 3 Monate (Kunststoff-Einzeldosisbehältnis)

Rp. (Bitte Leerräume durchstreichen)

**Melatonin-Suspension 2 mg/mL (NRF 17.6.) ... mL**

Anwendung: Wo? Wann/wie oft? Wie lange? ____________________

**Rp!** Anwendungsvorschlag: bei Schlafstörungen in der Pädiatrie

| | | | |
|---|---|---|---|
| Melatonin | 0,2 | g | |
| Hochdisperses Siliciumdioxid | 0,1 | g | |
| Grundlage für Suspensionen zum Einnehmen DAC | zu 104,1 | g | (100 mL) |

Aufbrauchsfrist: 6 Monate (Glasflasche, Kunststoffflasche)

Anmerkung: Pro Milliliter Melatonin-Suspension 2 mg/mL werden 0,38 mg, entsprechend weniger als 0,01 mmol Kalium zugeführt.

Rp. (Bitte Leerräume durchstreichen)

**Methadonhydrochlorid-Lösung ... mg/mL (NRF 29.1.) ... mL**

Anwendung: Wo? Wann/wie oft? Wie lange? ____________________

**BtM!** Anwendungsvorschlag:
zur Substitutionsbehandlung bei Opiatabhängigkeit

| | **5 mg/mL (blau)** | | **10 mg/mL (gelb)** | | |
|---|---|---|---|---|---|
| Methadonhydrochlorid | 0,5 | g | 1,0 | g | |
| Gereinigtes Wasser | 28,5 | g | 28,5 | g | |
| Pfefferminz-Farbmittel-Konzentrat „Blau" (NRF S.21.) | 1,0 | g | – | | |
| Aroma-Farbmittel-Konzentrat „Gelb" (NRF S.23.) | – | | 0,5 | g | |
| Viskose Grundlösung DAC | zu 110,0 | g | zu 110,0 | g | (100 mL) |

Aufbrauchsfrist: keine (Einzeldosisbehältnis),
6 Monate (Mehrdosenbehältnis, Glasflasche)

Vor Anbruch: 6 Monate (5 mg/mL) bzw. 1 Jahr (10 mg/mL) (Glasflasche), 3 Monate (Kunststoffeinzeldosisbehältnis)

Rp. (Bitte Leerräume durchstreichen)

**Metoprololtartrat-Lösung 1 mg/mL (NRF 10.3.) … mL**

Anwendung: Wo? Wann/wie oft? Wie lange? ______________________

**Rp!** Anwendungsvorschlag: als Antihypertensivum, zur Behandlung von Herzrhythmusstörungen und der Herzinsuffizienz in der Pädiatrie

| | | | |
|---|---|---|---|
| Metoprololtartrat | 0,1 | g | |
| Kaliumsorbat | 0,14 | g | |
| Citronensäure | 0,07 | g | |
| Gereinigtes Wasser | zu 100,0 | g | (100 mL) |

Aufbrauchsfrist: 6 Monate (Glasflasche)

Anmerkung: Pro Milliliter Metoprololtartrat-Lösung 1 mg/mL werden 0,36 mg, entsprechend weniger als 0,01 mmol Kalium zugeführt.



Rp. (Bitte Leerräume durchstreichen)

**Midazolam-Lösung 2 mg/mL (NRF 17.3.) … mL**

Anwendung: Wo? Wann/wie oft? Wie lange? ______________________

**Rp!** Anwendungsvorschlag: als Prämedikation vor operativen Eingriffen bei Kindern

| | | | |
|---|---|---|---|
| Midazolamhydrochlorid | 0,222 | g | |
| Saccharose | 25,0 | g | |
| Kaliumsorbat | 0,15 | g | |
| Citronensäure | 0,2 | g | |
| Himbeerflüssigaroma | 0,11 | g | |
| Gereinigtes Wasser | zu 109,6 | g | (100 mL) |

Aufbrauchsfrist: 6 Monate (Glasflasche)

Rp. (Bitte Leerräume durchstreichen)

**Morphinhydrochlorid-Lösung 0,5 mg/mL (NRF 29.3.) … mL**

Anwendung: Wo? Wann/wie oft? Wie lange? ______________________

**BtM!** Anwendungsvorschlag: zur Behandlung des neonatalen Opioid-Entzugssyndroms

| | | | |
|---|---|---|---|
| Morphinhydrochlorid (Trihydrat) | 0,05 | g | |
| Citronensäure | 0,05 | g | |
| Gereinigtes Wasser | zu 100,0 | g | (100 mL) |

Aufbrauchsfrist: 2 Wochen unter 8 °C (Glasflasche)

Rp. (Bitte Leerräume durchstreichen)

**Viskose Morphinhydrochlorid-Lösung … mg/mL (NRF 2.4.) … mL**

Anwendung: Wo? Wann/wie oft? Wie lange? ________________

**BtM!** Anwendungsvorschlag: als Analgetikum bei starken und stärksten Schmerzzuständen

| | **2 mg/mL** | **20 mg/mL** | |
|---|---|---|---|
| Morphinhydrochlorid (Trihydrat) | 0,2 g | 2,0 g | |
| Carmellose-Natrium 600 | 1,0 g | 1,0 g | |
| Saccharin-Natrium | 0,02 g | 0,02 g | |
| Kaliumsorbat | 0,14 g | 0,14 g | |
| Natriumedetat (Dinatriumedetat-Dihydrat) | 0,02 g | 0,02 g | |
| Salzsäure 1 % (NRF S.46.) | 8,5 g | 8,5 g | |
| Flüssigaroma Contramarum | 0,01 g | 0,01 g | |
| Glycerol 85 % | 0,99 g | 0,99 g | |
| Gereinigtes Wasser | zu 101,0 g | zu 101,0 g | (100 mL) |

Aufbrauchsfrist: 6 Monate (Glasflasche)

Rp. (Bitte Leerräume durchstreichen)

**Naproxen-Suspension 50 mg/mL (NRF 2.5.) … mL**

Anwendung: Wo? Wann/wie oft? Wie lange? ________________

**Rp!** Anwendungsvorschlag: als Analgetikum, Antiphlogistikum und Antirheumatikum

| | | |
|---|---|---|
| Naproxen | 5,0 g | |
| Saccharose | 22,0 g | |
| Natriumchlorid | 0,5 g | |
| Kaliumsorbat | 0,15 g | |
| Citronensäure | 0,35 g | |
| Tragant | 0,6 g | |
| Gereinigtes Wasser | zu 110,0 g | (100 mL) |

Aufbrauchsfrist: 3 Monate (Glasflasche)

Anmerkung: Pro Milliliter Naproxen-Suspension 50 mg/mL werden 0,39 mg entsprechend 0,01 mmol Kalium und 2,0 mg entsprechend 0,086 mmol Natrium zugeführt.

Rp. (Bitte Leerräume durchstreichen)

**Neomycinsulfat-Kapseln 250 mg (NRF 21.5.) … Stück**

Anwendung: Wo? Wann/wie oft? Wie lange? ______________________

**Rp!** Anwendungsvorschlag: zur selektiven Darmdekontamination oder zur Zusatzbehandlung bei Leberkoma

| | **1 Stück** |
|---|---|
| Neomycinsulfat | 193 750 I.E. |
| Hochdisperses Siliciumdioxid | 0,0015 g |
| Cellulose-Siliciumdioxid-Füllmittel (NRF S.54.) | 0,36 g |

Aufbrauchsfrist: 1 Jahr (Glasflasche, Kunststoffflasche, Kunststoffdose)
Anmerkung: Mengen für Hartgelatinekapsel Größe 0.

Rp. (Bitte Leerräume durchstreichen)

**Neomycinsulfat-Pulver 500 mg (NRF 21.6.) … g**

Anwendung: Wo? Wann/wie oft? Wie lange? ______________________

**Rp!** Anwendungsvorschlag: zur selektiven Darmdekontamination oder zur Zusatzbehandlung bei Leberkoma

| | **1 Dosierlöffel** |
|---|---|
| Neomycinsulfat | 387 500 I.E. |
| Hochdisperses Siliciumdioxid | 0,0025 g |
| Cellulose-Siliciumdioxid-Füllmittel (NRF S.54.) | nach Bedarf |

Aufbrauchsfrist: 1 Jahr (Weithalsglas)

Rp. (Bitte Leerräume durchstreichen)

**Oseltamivir-Lösung 15 mg/mL für Erwachsene / für Kinder (NRF 31.2.) … mL**

Anwendung: Wo? Wann/wie oft? Wie lange? ______________________

**Rp!** Anwendungsvorschlag: als Virustatikum für Erwachsene, Jugendliche und Kinder nach dem ersten Lebensjahr, herzustellen aus Oseltamivirphosphat-Vorräten für den amtlich festgestellten Influenza-Pandemiefall

| | | |
|---|---|---|
| Oseltamivirphosphat | 1,971 g | |
| Natriumbenzoat | 0,1 g | |
| Gereinigtes Wasser | zu 100,4 g | (100 mL) |

Aufbrauchsfrist: 6 Wochen (Glasflasche, Kunststoffflasche, Einmalspritze)

Einnahme

Rp. (Bitte Leerräume durchstreichen)

**Oseltamivir-Lösung 10 mg/mL für Säuglinge (NRF 31.3.) … mL**

Anwendung: Wo? Wann/wie oft? Wie lange? ______________________

**Rp!** Anwendungsvorschlag: als Virustatikum für Säuglinge, herzustellen aus den Oseltamivirphosphat-Vorräten für den amtlich festgestellten Influenza-Pandemiefall

| | | |
|---|---|---|
| Oseltamivirphosphat-Lösung 15 mg/mL (NRF 31.2.) | 66,93 g | |
| Natriumbenzoat | 0,033 g | |
| Gereinigtes Wasser | zu 100,2 g | (100 mL) |

Aufbrauchsfrist: 6 Wochen (Glasflasche, Kunststoffflasche, Einmalspritze)

Rp. (Bitte Leerräume durchstreichen)

**Prednisolon-Saft … mg/mL (NRF 34.1.) … mL**

Anwendung: Wo? Wann/wie oft? Wie lange? ______________________

**Rp!** Anwendungsvorschlag: Glucocorticoid-halige Lösung, besonders zur Akutbehandlung anaphylaktischer Reaktionen

| | **1 mg/mL** | **5 mg/mL** | |
|---|---|---|---|
| Prednisolondihydrogenphosphat-Dinatrium | 0,134 g | 0,672 g | |
| Natriumedetat (Dinatriumedetat-Dihydrat) | 0,1 g | 0,1 g | |
| Natriummonohydrogenphosphat-Dodecahydrat | 1,9 g | 1,9 g | |
| Natriumdihydrogenphosphat-Dihydrat | 0,21 g | 0,21 g | |
| Bananenaroma | 0,1 g | 0,1 g | |
| Sorbitol-Lösung 70 % (nicht kristallisierend) | 25,8 g | 25,8 g | |
| Methyl-4-hydroxybenzoat | 0,15 g | 0,15 g | |
| Propylenglycol | 0,91 g | 0,91 g | |
| Gereinigtes Wasser | zu 106,8 g | zu 107,1 g | (100 mL) |

Aufbrauchsfrist: 6 Monate (Glasflasche)

Rp. (Bitte Leerräume durchstreichen)

**Propranolol-Lösung 5 mg/mL (NRF 11.142.) … mL**

Anwendung: Wo? Wann/wie oft? Wie lange? ____________________

**Rp!** Anwendungsvorschlag: ausschließlich zur systemischen Behandlung obstruktiver, ulzerierender, kosmetisch entstellender Hämangiome in der Pädiatrie

| | | | |
|---|---|---|---|
| Propranololhydrochlorid | 0,57 | g | |
| Saccharose | 25,0 | g | |
| Natriumcitrat (Trinatriumsalz; Dihydrat) | 0,05 | g | |
| Citronensäure | 0,03 | g | |
| Orangen-Flüssigaroma | 0,1 | g | |
| Gereinigtes Wasser | zu 109,4 | g | (100 mL) |

Aufbrauchsfrist: 6 Monate (Glasflasche)

Anmerkung: 1 mL enthält 5 mg Propranolol als Propranololhydrochlorid. Pro Milliliter Lösung werden weniger als 0,01 mmol Natrium zugeführt



Rp. (Bitte Leerräume durchstreichen)

**Propranololhydrochlorid-Lösung 1 mg/mL (NRF 10.6.) … mL**

Anwendung: Wo? Wann/wie oft? Wie lange? ____________________

**Rp!** Anwendungsvorschlag: zur Behandlung von Herzrhythmusstörungen und der Herzinsuffizienz in der Pädiatrie

| | | | |
|---|---|---|---|
| Propranololhydrochlorid | 0,1 | g | |
| Grundlage für Suspensionen zum Einnehmen DAC | zu 104,0 | g | (100 mL) |

Aufbrauchsfrist: 6 Monate (Glasflasche, PET-Flasche)

Anmerkung: 1 mL enthält 1 mg Propranololhydrochlorid. Pro Milliliter Lösung werden weniger als 0,01 mmol Kalium zugeführt.

Rp. (Bitte Leerräume durchstreichen)

**Ribavirin-Lösung 100 mg/mL (NRF 31.1.) ... mL**

Anwendung: Wo? Wann/wie oft? Wie lange? ____________________

**Rp!** Anwendungsvorschlag: bei Virusinfektionen

| | | | |
|---|---|---|---|
| Ribavirin | 10,0 | g | |
| Konserviertes Wasser DAC | zu 103,6 | g | (100 mL) |

Aufbrauchsfrist: 6 Monate über 15 °C (Glasflasche)

Rp. (Bitte Leerräume durchstreichen)

**Sildenafil-Suspension 10 mg/mL (NRF 10.7.) ... mL**

Anwendung: Wo? Wann/wie oft? Wie lange? ____________________

**Rp!** Anwendungsvorschlag: zur Behandlung der pulmonalen arteriellen Hypertonie bei Kindern

| | | | |
|---|---|---|---|
| Sildenafilcitrat | 1,405 | g | |
| Hochdisperses Siliciumdioxid | 0,1 | g | |
| Mikrokristalline Cellulose | 0,5 | g | |
| Grundlage für Suspensionen zum Einnehmen DAC | zu 104,6 | g | (100 mL) |

Aufbrauchsfrist: 6 Monate (Glasflasche, PET-Flasche)

Anmerkung: Pro Milliliter Sildenafil-Suspension 10 mg/mL werden 0,37 mg, entsprechend weniger als 0,01 mmol Kalium zugeführt.

Rp. (Bitte Leerräume durchstreichen)

**Sotalolhydrochlorid-Lösung 20 mg/mL (NRF 10.4.) ... mL**

Anwendung: Wo? Wann/wie oft? Wie lange? ____________________

**Rp!** Anwendungsvorschlag: bei Herzrhythmusstörungen in der Pädiatrie

| | | | |
|---|---|---|---|
| Sotalolhydrochlorid | 2,0 | g | |
| Kaliumsorbat | 0,14 | g | |
| Citronensäure | 0,07 | g | |
| Gereinigtes Wasser | zu 100,4 | g | (100 mL) |

Aufbrauchsfrist: 6 Monate (Glasflasche)

Anmerkung: Pro Milliliter Sotalolhydrochlorid-Lösung 20 mg/mL werden 0,36 mg, entsprechend weniger als 0,01 mmol Kalium zugeführt.

Rp. (Bitte Leerräume durchstreichen)

**Spironolacton-Suspension 5 mg/mL (NRF 26.5.) ... mL**

Anwendung: Wo? Wann/wie oft? Wie lange? ______________________

**Rp!** Anwendungsvorschlag: als Diuretikum, insbesondere zur Behandlung der Herzinsuffizienz in der Pädiatrie

| | | | |
|---|---|---|---|
| Spironolacton | 0,5 | g | |
| Hochdisperses Siliciumdioxid | 0,1 | g | |
| Mikrokristalline Cellulose | 0,5 | g | |
| Grundlage für Suspensionen zum Einnehmen DAC | zu 104,3 | g | (100 mL) |

Aufbrauchsfrist: 6 Monate (Glasflasche, PET-Flasche)

Anmerkung: Pro Milliliter Spironolacton-Suspension 5 mg/mL werden 0,38 mg entsprechend weniger als 0,01 mmol Kalium zugeführt.



Rp. (Bitte Leerräume durchstreichen)

**Zuckerfreie Thymian-Mixtur (NRF 4.4.) ... mL**

Anwendung: Wo? Wann/wie oft? Wie lange? ______________________

Anwendungsvorschlag: bei Katarrhen der oberen Luftwege

| | | | |
|---|---|---|---|
| Thymianfluidextrakt | 15,0 | g | |
| Sternanisöl | 0,023 | g | |
| Bitterfenchelöl | 0,022 | g | |
| Saccharin-Natrium | 0,05 | g | |
| Gereinigtes Wasser | zu 100,0 | g | (100 mL) |

Aufbrauchsfrist: 3 Monate (Glasflasche)

Anmerkung: Enthält 5,0 Vol.-% Alkohol.

Rp. (Bitte Leerräume durchstreichen)

**Thymian-Sirup (NRF 4.13.) ... mL**

Anwendung: Wo? Wann/wie oft? Wie lange? ______________________

Anwendungsvorschlag: bei Katarrhen der oberen Luftweg

| | | | |
|---|---|---|---|
| Thymianfluidextrakt | 15,0 | g | |
| Anisöl | 0,023 | g | |
| Bitterfenchelöl | 0,022 | g | |
| Saccharose | 71,0 | g | |
| Gereinigtes Wasser | zu 126,0 | g | (100 mL) |

Aufbrauchsfrist: 3 Monate (Glasflasche)

Anmerkung: Enthält 5,0 Vol.-% Alkohol und Saccharose. 10 mL enthalten 7,1 g Saccharose (Sucrose).

# Anwendung am Auge

Rp. (Bitte Leerräume durchstreichen)

**Acetylcystein-Augentropfen ... % (NRF 15.33.) ... g**

Anwendung: Wo? Wann/wie oft? Wie lange? ____________________

**Rp!** Anwendungsvorschlag: als Mukolytikum und als Kollagenasehemmer bei Hornhautdefekten

| | **2,5 %** | **5 %** |
|---|---|---|
| Acetylcystein | 0,25 g | 0,5 g |
| Trometamol | 0,27 g | 0,53 g |
| Edetathaltige Benzalkoniumchlorid-Stammlösung 0,1 % (NRF S.18.) | 1,0 g | 1,0 g |
| Wasser für Injektionszwecke | zu 10,0 g | zu 10,0 g |

Aufbrauchsfrist: 4 Wochen unter 8 °C (Augentropfenflasche aus Kunststoff)

Rp. (Bitte Leerräume durchstreichen)

**Atropinsulfat-Augentropfen 0,01 % (NRF 15.34.) ... g**

Anwendung: Wo? Wann/wie oft? Wie lange? ____________________

**Rp!** Anwendungsvorschlag: zur Myopie-Prophylaxe bei Kindern

| | |
|---|---|
| Atropinsulfat (Monohydrat) | 0,001 g |
| Natriumchlorid | 0,085 g |
| Edetathaltige Benzalkoniumchlorid-Stammlösung 0,1 % (NRF S.18.) | 0,5 g |
| Wasser für Injektionszwecke | zu 10,0 g |

Aufbrauchsfrist: 4 Wochen (Augentropfenflasche)

Rp. (Bitte Leerräume durchstreichen)

**Atropinsulfat-Augentropfen … % (NRF 15.2.) … g**

Anwendung: Wo? Wann/wie oft? Wie lange? ______________________

**Rp!** Anwendungsvorschlag: als Mydriatikum und Zykloplegikum

| | **0,5 %** | **1 %** | **2 %** |
|---|---|---|---|
| Atropinsulfat (Monohydrat) | 0,05 g | 0,1 g | 0,2 g |
| Borsäure | 0,175 g | 0,161 g | 0,136 g |
| Thiomersal-Stammlösung 0,02 % (NRF S.4.) | 1,0 g | 1,0 g | 1,0 g |
| Wasser für Injektionszwecke | zu 10,0 g | zu 10,0 g | zu 10,0 g |

Aufbrauchsfrist: 4 Wochen (Augentropfenflasche)

Rp. (Bitte Leerräume durchstreichen)

**Cefuroxim-Augentropfen 5 % (NRF 15.29.) … Stück zu … g**

Anwendung: Wo? Wann/wie oft? Wie lange? ______________________

**Rp!** Anwendungsvorschlag: bei bakteriellen Infektionen des äußeren Auges durch Cefuroxim-empfindliche Erreger

| | |
|---|---|
| Cefuroxim-Natrium | 5,26 g |
| Mannitol | 1,0 g |
| Thiomersal-Stammlösung 0,02 % (NRF S.4.) | 10,0 g |
| Wasser für Injektionszwecke | zu 100,0 g |

Aufbrauchsfrist: 24 Stunden (Augentropfenflasche)
Vor Anbruch: 3 Wochen unter 8 °C, 1 Jahr unter −15 °C
Anmerkung: max. 5 g oder 5 mL je Flasche

Rp. (Bitte Leerräume durchstreichen)

**Cefuroxim-Augentropfen 5 % ohne Konservierung (NRF 15.30.) … Stück zu … g**

Anwendung: Wo? Wann/wie oft? Wie lange? ______________________

**Rp!** Anwendungsvorschlag: bei bakteriellen Infektionen des äußeren Auges durch Cefuroxim-empfindliche Erreger

| | |
|---|---|
| Cefuroxim-Natrium | 5,26 g |
| Mannitol | 1,0 g |
| Wasser für Injektionszwecke | zu 100,0 g |

Aufbrauchsfrist: keine (Einzeldosisbehältnis)
Vor Anbruch: 1 Woche unter 8 °C, 1 Jahr unter −15 °C
Anmerkung: max. 1 g oder 1 mL je Flasche

Rp. (Bitte Leerräume durchstreichen)

**Chloramphenicol-Augentropfen ... % (NRF 15.10.) ... g**

Anwendung: Wo? Wann/wie oft? Wie lange? ________________________

**Rp!** Anwendungsvorschlag: bei bakteriellen Infektionen im vorderen Augenabschnitt, die durch Chloramphenicol-empfindliche Erreger verursacht werden

| | **0,25 %** | **0,5 %** |
|---|---|---|
| Chloramphenicol | 0,025 g | 0,05 g |
| Borsäure | 0,15 g | 0,15 g |
| Natriumtetraborat | 0,03 g | 0,03 g |
| Thiomersal-Stammlösung 0,02 % (NRF S.4.) | 1,0 g | 1,0 g |
| Wasser für Injektionszwecke | zu 10,0 g | zu 10,0 g |

Aufbrauchsfrist: 4 Wochen (Augentropfenflasche)

Rp. (Bitte Leerräume durchstreichen)

**Ölige Ciclosporin-Augentropfen ... % (NRF 15.21.) ... Stück zu ... g**

Anwendung: Wo? Wann/wie oft? Wie lange? ________________________

**Rp!** Anwendungsvorschlag: zur lokalen Immunsuppression am Auge

| | **1 %** | **2 %** |
|---|---|---|
| Ciclosporin | 1,0 g | 2,0 g |
| Raffiniertes Rizinusöl | 9,9 g | 9,8 g |
| Mittelkettige Triglyceride | zu 100,0 g | zu 100,0 g |

Aufbrauchsfrist: 1 Woche (Augentropfenflasche aus Kunststoff)

Vor Anbruch: 3 Monate unter 8 °C

Anmerkung: max. 5 g oder 5 mL je Flasche

Rp. (Bitte Leerräume durchstreichen)

**Ölige Clotrimazol-Augentropfen 1 % (NRF 15.22.) ... g**

Anwendung: Wo? Wann/wie oft? Wie lange? ________________________

**Rp!** Anwendungsvorschlag: bei oberflächlichen Mykosen des Auges

| | |
|---|---|
| Clotrimazol | 0,1 g |
| Raffiniertes Erdnussöl | zu 10,0 g |

Aufbrauchsfrist: 4 Wochen (Augentropfenflasche aus Kunststoff)

Rp. (Bitte Leerräume durchstreichen)

**Cocainhydrochlorid-Augentropfen 4 % (NRF 15.24.) … Stück zu … g**

Anwendung: Wo? Wann/wie oft? Wie lange? ______________________

**BtM!** Anwendungsvorschlag: zur Lokalanästhesie der Kornea für Klinik- und Praxisbedarf

| | | |
|---|---|---|
| Cocainhydrochlorid | 4,0 | g |
| Borsäure | 0,6 | g |
| Edetathaltige Benzalkoniumchlorid-Stammlösung 0,1 % (NRF S.18.) | 10,0 | g |
| Wasser für Injektionszwecke | zu 100,0 | g |

Aufbrauchsfrist: keine (Einzeldosisbehältnis, Einmalspritze, Augentropfenflasche aus Kunststoff)

Vor Anbruch: 1 Jahr (Einmalspritze), 6 Monate (Augentropfenflasche aus Kunststoff)

Anmerkung: max. 1 g oder 1 mL je Flasche

Rp. (Bitte Leerräume durchstreichen)

**Neutrale Indometacin-Augentropfen 0,1 % (NRF 15.15.) … g**

Anwendung: Wo? Wann/wie oft? Wie lange? ______________________

**Rp!** Anwendungsvorschlag: als Antiphlogistikum bei Kataraktoperationen

| | | |
|---|---|---|
| Indometacin | 0,01 | g |
| Natriumtetraborat (Decahydrat) | 0,03 | g |
| Natriummonohydrogenphosphat-Dodecahydrat | 0,3 | g |
| Natriumdihydrogenphosphat-Dihydrat | 0,025 | g |
| Mannitol | 0,16 | g |
| Thiomersal-Stammlösung 0,02 % (NRF S.4.) | 1,0 | g |
| Wasser für Injektionszwecke | zu 10,0 | g |

Aufbrauchsfrist: 3 Wochen (Augentropfenflasche aus Kunststoff)

Rp. (Bitte Leerräume durchstreichen)

**Neutrale Indometacin-Augentropfen 0,1 % ohne Konservierung (NRF 15.15.) … Stück zu … g**

Anwendung: Wo? Wann/wie oft? Wie lange? ____________________

**Rp!** Anwendungsvorschlag: als Antiphlogistikum bei Kataraktoperationen

| | | |
|---|---|---|
| Indometacin | 0,1 | g |
| Natriumtetraborat (Decahydrat) | 0,3 | g |
| Natriummonohydrogenphosphat-Dodecahydrat | 3,0 | g |
| Natriumdihydrogenphosphat-Dihydrat | 0,25 | g |
| Mannitol | 1,6 | g |
| Wasser für Injektionszwecke | zu 100,0 | g |

Aufbrauchsfrist: keine (Einzeldosisbehältnis, Einmalspritze, Augentropfenflasche aus Kunststoff)

Vor Anbruch: 24 Stunden, 1 Woche unter 8 °C, 6 Monate unter –15 °C

Anmerkung: mind. 0,5 g oder 0,5 mL je Einzeldosis

Rp. (Bitte Leerräume durchstreichen)

**Natriumchlorid-Augentropfen 5 % (NRF 15.23.) … g**

Anwendung: Wo? Wann/wie oft? Wie lange? ____________________

Anwendungsvorschlag: zur Kurzzeittherapie und Diagnose bei Hornhaut-Ödemen

| | | |
|---|---|---|
| Natriumchlorid | 0,5 | g |
| Trometamol | 0,004 | g |
| Edetathaltige Benzalkoniumchlorid-Stammlösung 0,1 % (NRF S.18.) | 1,0 | g |
| Wasser für Injektionszwecke | zu 10,0 | g |

Aufbrauchsfrist: 4 Wochen (Augentropfenflasche)

Rp. (Bitte Leerräume durchstreichen)

**Polihexanid-Augenbad 0,04 % (NRF 15.26.) … Stück zu … g**

Anwendung: Wo? Wann/wie oft? Wie lange? ____________________

Anwendungsvorschlag: zur präoperativen Augenantiseptik

| | | |
|---|---|---|
| Polihexanid-Lösung 20 Prozent | 0,2 | g |
| Natriumchlorid | 0,86 | g |
| Kaliumchlorid | 0,03 | g |
| Calciumchlorid-Dihydrat | 0,033 | g |
| Wasser für Injektionszwecke | zu 100,0 | g |

Aufbrauchsfrist: keine (Einzeldosisbehältnis, Injektionsflasche)

Vor Anbruch: 1 Jahr

Anmerkung: max. 5 g oder 5 mL je Einzeldosis

Rp. (Bitte Leerräume durchstreichen)

**Polihexanid-Augentropfen 0,02 % (NRF 15.25.) … Stück zu … g**

Anwendung: Wo? Wann/wie oft? Wie lange? ______________________

Anwendungsvorschlag: bei Augeninfektion mit empfindlichen Erregern, insbesondere bei Amöbenkeratitis

| | | |
|---|---|---|
| Polihexanid-Stammlösung 0,1 %/1 % (NRF S.30.) | 2,0/0,2 | g |
| Natriumedetat (Dinatriumedetat-Dihydrat) | 0,01 | g |
| Natriumchlorid | 0,055 | g |
| Natriumdihydrogenphosphat-Dihydrat | 0,015 | g |
| Natriummonohydrogenphosphat-Dodecahydrat | 0,15 | g |
| Wasser für Injektionszwecke | zu 10,0 | g |

Aufbrauchsfrist: 4 Wochen (Augentropfenflasche)
Anmerkung: für ärztlichen Praxisbedarf nur Einzeldosen zu 1 g oder 1 mL

Rp. (Bitte Leerräume durchstreichen)

**Povidon-Iod-Augenbad 1,25 % (NRF 15.27.) … Stück zu … g**

Anwendung: Wo? Wann/wie oft? Wie lange? ______________________

Anwendungsvorschlag: zur präoperativen Augenantiseptik

| | | |
|---|---|---|
| Povidon-Iod | 1,25 | g |
| Natriumchlorid | 0,8 | g |
| Natriummonohydrogenphosphat-Dodecahydrat | 0,25 | g |
| Wasser für Injektionszwecke | zu 100,0 | g |

Aufbrauchsfrist: keine (Einzeldosisbehältnis, Injektionsflasche)
Vor Anbruch: 3 Monate unter 8 °C, 3 Jahre unter –15 °C
Anmerkung: max. 5 g oder 5 mL je Einzeldosis

Rp. (Bitte Leerräume durchstreichen)

**Povidon-Iod-Augentropfen ... % (NRF 15.13.) ... g**

Anwendung: Wo? Wann/wie oft? Wie lange? ____________________

Anwendungsvorschlag: als Virustatikum bei Keratoconjunctivitis epidemica

| | **1,25 %** | **2,5 %** | **5 %** |
|---|---|---|---|
| Povidon-Iod | 0,125 g | 0,25 g | 0,5 g |
| Natriumchlorid | 0,08 g | 0,07 g | 0,05 g |
| Natriummonohydrogenphosphat-Dodecahydrat | 0,025 g | 0,05 g | 0,1 g |
| Wasser für Injektionszwecke | zu 10,0 g | zu 10,0 g | zu 10,0 g |

Aufbrauchsfrist:
1,25 %: 2 Wochen (Augentropfenflasche aus Kunststoff), 1 Woche (Augentropfenflasche aus Glas)
2,5 %: 4 Wochen (Augentropfenflasche aus Kunststoff), 3 Wochen (Augentropfenflasche aus Glas)
5 %: 4 Wochen (Augentropfenflasche)

Rp. (Bitte Leerräume durchstreichen)

**Silbereiweiß-Acetyltannat-Augentropfen 5 % (NRF 15.7.) ... g**

Anwendung: Wo? Wann/wie oft? Wie lange? ____________________

Anwendungsvorschlag: bei Konjunktivitis

| | |
|---|---|
| Boraxhaltiges Silbereiweiß-Acetyltannat | 0,5 g |
| Wasser für Injektionszwecke | zu 10,0 g |

Aufbrauchsfrist: 4 Wochen (Augentropfenflasche)

Rp. (Bitte Leerräume durchstreichen)

**Tetracainhydrochlorid-Augentropfen ... % pH 6,5 (NRF 15.12.) ... Stück zu ... g**

Anwendung: Wo? Wann/wie oft? Wie lange? ____________________

**Rp!** Anwendungsvorschlag: zur Lokalanästhesie der Kornea und Konjunktiva

| | **0,5 %** | **1 %** |
|---|---|---|
| Tetracainhydrochlorid | 0,5 g | 1,0 g |
| Natriumchlorid | 0,8 g | 0,7 g |
| Natriumtetraborat (Decahydrat) | 0,005 g | 0,01 g |
| Wasser für Injektionszwecke | zu 100,0 g | zu 100,0 g |

Aufbrauchsfrist: keine (Einzeldosisbehältnis, Einmalspritze, Augentropfenflasche)
Vor Anbruch: 2 Monate, 4 Monate unter 8 °C
Anmerkung: 0,5 g oder 0,5 mL je Einzeldosis

Rp. (Bitte Leerräume durchstreichen)

**Tobramycin-Augentropfen 1,5 % (NRF 15.31.) … g**

Anwendung: Wo? Wann/wie oft? Wie lange? ______________________

**Rp!** Anwendungsvorschlag: bei bakteriellen Infektionen des äußeren Auges und der vorderen Augenabschnitte durch Tobramycin-empfindliche Erreger

| | **aus Tobramycin** | **aus Tobramycinsulfat** |
|---|---|---|
| Tobramycin | 0,15 g | – |
| Tobramycinsulfat | – | 0,229 g |
| Essigsäure 1 % | 5,0 g | – |
| Natriumchlorid | 0,05 g | 0,08 g |
| Edetathaltige Benzalkoniumchlorid-Stammlösung 0,1 % (NRF S.18.) | 1,0 g | 1,0 g |
| Wasser für Injektionszwecke | zu 10,0 g | zu 10,0 g |

Aufbrauchsfrist: 4 Wochen (Augentropfenflasche)

Rp. (Bitte Leerräume durchstreichen)

**Tropicamid-Augentropfen 0,25 % mit Phenylephrinhydrochlorid 1,25 % oder Tropicamid-Augentropfen 0,5 % mit Phenylephrinhydrochlorid 2,5 % (NRF 15.32.) … Stück zu … g**

Anwendung: Wo? Wann/wie oft? Wie lange? ______________________

**Rp!** Anwendungsvorschlag: als Mydriatikum und Zykloplegikum in der augenärztlichen Diagnostik, u.a. auf Frühgeborenen-Retinopathie

| | **0,25 % / 1,25 %** | **0,5 % / 2,5 %** |
|---|---|---|
| Tropicamid | 0,25 g | 0,5 g |
| Phenylephrinhydrochlorid | 1,25 g | 2,5 g |
| Natriumchlorid | 0,5 g | 0,1 g |
| Edetathaltige Benzalkoniumchlorid-Stammlösung 0,1 % (NRF S.18.) | 10,0 g | 10,0 g |
| Wasser für Injektionszwecke | zu 100,0 g | zu 100,0 g |

Aufbrauchsfrist: keine (Einzeldosisbehältnis, Einmalspritze, Augentropfenflasche aus Kunststoff)

Vor Anbruch: 6 Monate unter 8 °C

Anmerkung: max. 1 g oder 1 mL je Einzeldosis

# Anwendung im Mund- und Rachenraum; Dentologika

**Rp.** (Bitte Leerräume durchstreichen)

**Viskose Benzydaminhydrochlorid-Mundspüllösung 1,5 mg/mL mit Lidocainhydrochlorid und Dexpanthenol (NRF 7.15.) … mL**

Anwendung: Wo? Wann/wie oft? Wie lange? ____________________

Anwendungsvorschlag: als antiphlogistische und anästhesierende Mundspülung bei Mukositis und Stomatitis

| | | | |
|---|---|---|---|
| Benzydaminhydrochlorid | 0,15 | g | |
| Lidocainhydrochlorid-Monohydrat | 0,02 | g | |
| Dexpanthenol | 0,2 | g | |
| Natriumcyclamat | 0,2 | g | |
| Hydroxyethylcellulose 250 | 2,0 | g | |
| Orangen-Flüssigaroma | 0,1 | g | |
| Methyl-4-hydroxybenzoat | 0,15 | g | |
| Propylenglycol | 0,91 | g | |
| Gereinigtes Wasser | zu 100,6 | g | (100 mL) |

Aufbrauchsfrist: 6 Monate (Glasflasche)

**Rp.** (Bitte Leerräume durchstreichen)

**Betamethasonvalerat-Haftpaste 0,1 % (NRF 7.11.) … g**

Anwendung: Wo? Wann/wie oft? Wie lange? ____________________

**Rp!** Anwendungsvorschlag: lokale Glucocorticoid-Behandlung an der Mundschleimhaut

| | | |
|---|---|---|
| Betamethasonvalerat | 0,1 | g |
| Dickflüssiges Paraffin | 1,0 | g |
| Hypromellose-Haftpaste 40 % (NRF S.42.) | zu 100,0 | g |

Aufbrauchsfrist: 3 Monate (Tube)

Rp. (Bitte Leerräume durchstreichen)

**Chlorhexidindigluconat-Mundspüllösung … % (NRF 7.2.) … g**

Anwendung: Wo? Wann/wie oft? Wie lange? ______________________

Anwendungsvorschlag: zur antiseptischen Spülung der Mundhöhle

| | **0,1 %** | **0,2 %** |
|---|---|---|
| Chlorhexidindigluconat-Lösung (200 g/L) | 0,532 g | 1,064 g |
| Sorbitol-Lösung 70 % (nicht kristallisierend) | 36,0 g | 36,0 g |
| Pfefferminz-Farbmittel-Konzentrat „Blau" (NRF S.21.) | 0,1 g | 0,1 g |
| Gereinigtes Wasser | zu 100,0 g | zu 100,0 g |

Aufbrauchsfrist: 6 Monate (Glasflasche)

Anmerkung: früher *Solutio Chlorhexidini SR*

Rp. (Bitte Leerräume durchstreichen)

**Dexpanthenol-Lösung 5 % (NRF 7.3.) … g**

Anwendung: Wo? Wann/wie oft? Wie lange? ______________________

Anwendungsvorschlag: zur Förderung der Epithelisierung bei einfachen Schleimhautläsionen

| | |
|---|---|
| Dexpanthenol | 5,0 g |
| Natriumbenzoat | 0,15 g |
| Citronensäure | nach Bedarf, etwa 0,1 g |
| Gereinigtes Wasser | zu 100,0 g |

Aufbrauchsfrist: 6 Monate (Glasflasche)

Rp. (Bitte Leerräume durchstreichen)

**Ethacridinlactat-Monohydrat-Lösung 0,25 % mit Lidocain 0,5 % (NRF 7.7.) … g**

Anwendung: Wo? Wann/wie oft? Wie lange? ______________________

Anwendungsvorschlag: als anästhesierendes Mundantiseptikum

| | |
|---|---|
| Ethacridinlactat-Monohydrat | 0,25 g |
| Lidocain | 0,5 g |
| Essigsäure 1 % | 15,0 g |
| Glycerol | zu 100,0 g |

Aufbrauchsfrist: 6 Monate (Glasflasche)

Rp. (Bitte Leerräume durchstreichen)

**Hydrocortisonacetat-Suspension 0,5 % mit Lidocainhydrochlorid und Dexpanthenol (NRF 7.14.) … g**

Anwendung: Wo? Wann/wie oft? Wie lange? ______________________

**Rp!** Anwendungsvorschlag: als antiphlogistische und anästhesierende Mundspülung bei Mukositis und Stomatitis

| | | |
|---|---|---|
| Hydrocortisonacetat | 0,5 | g |
| Lidocainhydrochlorid-Monohydrat | 1,0 | g |
| Dexpanthenol | 5,0 | g |
| Natriummonohydrogenphosphat-Dodecahydrat | 0,05 | g |
| Macrogol-40-glycerolhydroxystearat | 0,2 | g |
| Propylenglycol | 40,0 | g |
| Pfefferminzöl | 0,15 | g |
| Gereinigtes Wasser | zu 100,0 | g |

Aufbrauchsfrist: 6 Monate (Glasflasche)

Rp. (Bitte Leerräume durchstreichen)

**Glycerolische Iod-Lösung … % (NRF 7.6.) … g**

**Rp!** Anwendungsvorschlag: zur Rachenpinselung durch den Arzt bei chronischer Pharyngitis

| | **1,25 %** | **2,5 %** |
|---|---|---|
| Iod | 1,25 g | 2,5 g |
| Kaliumiodid | 2,5 g | 5,0 g |
| Gereinigtes Wasser | 10,0 g | 10,0 g |
| Pfefferminzöl | 0,2 g | 0,2 g |
| Glycerol 85 % | zu 100,0 g | zu 100,0 g |

Aufbrauchsfrist: 6 Monate (Glasflasche)

Anmerkung: weitere Bezeichnungen: Schechsche Lösung, Mandlsche Lösung (2,5 %). Früher: *Solutio Iodi glycerolica SR*

Rp. (Bitte Leerräume durchstreichen)

**Lidocainhydrochlorid-Lösung 1 % mit Dexpanthenol (NRF 7.13.) … g**

Anwendung: Wo? Wann/wie oft? Wie lange? ____________________

Anwendungsvorschlag: als anästhesierende Lösung in Mundhöhle und Rachen

| | |
|---|---|
| Lidocainhydrochlorid-Monohydrat | 1,0 g |
| Glycerol 85 % | 3,0 g |
| Dexpanthenol | 5,0 g |
| Natriummonohydrogenphosphat-Dodecahydrat | nach Bedarf |
| Konserviertes Wasser DAC | zu 100,0 g |

Aufbrauchsfrist: 6 Monate (Glasflasche)

Rp. (Bitte Leerräume durchstreichen)

**Metronidazol-Dentalgel 25 % (NRF 27.6.) … g**

Anwendung: Wo? Wann/wie oft? Wie lange? ____________________

**Rp!** Anwendungsvorschlag: zur Behandlung von Parodontitiden

| | |
|---|---|
| Metronidazol | 25,0 g |
| Poloxamer 407 | 20,0 g |
| Kaliumsorbat | 0,14 g |
| Citronensäure | 0,07 g |
| Wasser für Injektionszwecke | zu 100,0 g |

Aufbrauchsfrist: keine (Einzeldosisbehältnis, Einmalspritze), 3 Monate bei Mehrdosenbehältnis (Weithalsglas)
Vor Anbruch: 3 Monate (Einmalspritze, Weithalsglas)

Rp. (Bitte Leerräume durchstreichen)

**Natriumedetat-Lösung 20 % (NRF 27.2.) … g**

Anwendung: Wo? Wann/wie oft? Wie lange? ____________________

Anwendungsvorschlag: zur Zahnwurzelbehandlung

| | |
|---|---|
| Natriumedetat (Dinatriumedetat-Dihydrat) | 20,0 g |
| Natriumhydroxid | 2,08 g |
| Wasser für Injektionszwecke | zu 100,0 g |

Aufbrauchsfrist: 6 Monate über 15° C (Kunststoffflasche)

Rp. (Bitte Leerräume durchstreichen)

**Natriumfluorid-Mundspüllösung … % (NRF 27.5.) … g**

Anwendung: Wo? Wann/wie oft? Wie lange? ____________________

**Rp!** Anwendungsvorschlag: zur Kariesprophylaxe

| | **0,02 %** | **0,05 %** |
|---|---|---|
| Natriumfluorid | 0,02 g | 0,05 g |
| Konserviertes Wasser DAC | zu 100,0 g | zu 100,0 g |

Aufbrauchsfrist: 6 Monate (Glasflasche)

Rp. (Bitte Leerräume durchstreichen)

**Natriumhypochlorit-Lösung … % (NRF 27.4.) … g**

Anwendung: Wo? Wann/wie oft? Wie lange? ____________________

Anwendungsvorschlag: als Spülflüssigkeit zur Aufbereitung von Zahnwurzelkanälen

| | **0,5 %** | **1 %** | **2 %** | **3 %** |
|---|---|---|---|---|
| Natriumhypochlorit-Lösung, 3 Prozent Chlor | 15,9 g | 31,8 g | 63,5 g | 95,3 g |
| Wasser für Injektionszwecke | zu 100,0 g | zu 100,0 g | zu 100,0 g | zu 100,0 g |

Aufbrauchsfrist: 3 Monate unter 8 °C (Kunststoffflasche)

Rp. (Bitte Leerräume durchstreichen)

**Nystatin-Suspension 50 000 I.E./g (NRF 21.3.) … g**

Anwendung: Wo? Wann/wie oft? Wie lange? ____________________

Anwendungsvorschlag: als Antimykotikum zur Anwendung auf der Mundschleimhaut

| | |
|---|---|
| Nystatin | 5 Mio. I.E. |
| Glycerol 85 % | zu 100,0 g |

Aufbrauchsfrist: 3 Monate unter 8 °C (Glasflasche)

Anmerkung: früher *Suspensio Nystatini 5 SR*

Rp. (Bitte Leerräume durchstreichen)

**Isotonische Nystatin-Suspension … I.E./mL ohne Konservierung (NRF 21.4.) … mL**

Anwendung: Wo? Wann/wie oft? Wie lange? ______________________

Anwendungsvorschlag: zur Prophylaxe und Behandlung von Candidainfektionen in der Pädiatrie

| | **100 000 I.E./mL** | | **500 000 I.E./mL** | | |
|---|---|---|---|---|---|
| Nystatin | 10 Mio. I.E. | | 50 Mio. I.E. | | |
| Hydroxyethylcellulose 250 | 1,5 | g | 1,5 | g | |
| Glycerol 85 % | 3,0 | g | 3,0 | g | |
| Gereinigtes Wasser | zu 100,7 | g | zu 100,7 | g | (100 mL) |

Aufbrauchsfrist: 2 Wochen unter 8 °C (Glasflasche)

Rp. (Bitte Leerräume durchstreichen)

**Polihexanid-Mundwasser 0,12 % (NRF 7.12.) … g**

Anwendung: Wo? Wann/wie oft? Wie lange? ______________________

Anwendungsvorschlag: zur antiseptischen Spülung der Mundhöhle, vor allem bei MRSA-Besiedelung

| | | |
|---|---|---|
| Polihexanid-Lösung 20 Prozent | 0,6 | g |
| Pfefferminzöl | 0,1 | g |
| Macrogol-40-glycerolhydroxystearat | 0,1 | g |
| Ethanol 96 % | 10,4 | g |
| Glycerol 85 % | 3,0 | g |
| Gereinigtes Wasser | zu 100,0 | g |

Aufbrauchsfrist: 6 Monate (Glasflasche)

Anmerkung: Enthält 12,7 Vol.-% Alkohol.

Rp. (Bitte Leerräume durchstreichen)

**Tormentill-Myrrhe-Adstringens oder Ratanhia-Myrrhe-Adstringens (NRF 7.1.) … g**

Anwendung: Wo? Wann/wie oft? Wie lange? ______________

Anwendungsvorschlag: als Adstringens bei leichten Entzündungen der Mund- und Rachenschleimhaut

| | Tormentill-Myrrhe | Ratanhia-Myrrhe |
|---|---|---|
| Tormentilltinktur | 50,0 g | – |
| Ratanhiatinktur | – | 50,0 g |
| Myrrhentinktur | 50,0 g | 50,0 g |

Aufbrauchsfrist: 6 Monate über 15 °C (Glasflasche)

Anmerkung: früher *Adstringens Ratanhiae SR*. Enthält 76,3 Vol.-% Alkohol.

Rp. (Bitte Leerräume durchstreichen)

**Tretinoin-Haftpaste … % (NRF 7.9.) … g**

Anwendung: Wo? Wann/wie oft? Wie lange? ______________

**Rp!** Anwendungsvorschlag: bei Lichen planus mucosae

| | 0,05 % | 0,1 % |
|---|---|---|
| Tretinoin | 0,05 g | 0,1 g |
| Butylhydroxytoluol | 0,04 g | 0,04 g |
| Dickflüssiges Paraffin | 1,96 g | 1,96 g |
| Hypromellose-Haftpaste 40 % (NRF S.42.) | zu 100,0 g | zu 100,0 g |

Aufbrauchsfrist: 3 Monate (Tube)

Rp. (Bitte Leerräume durchstreichen)

**Triamcinolonacetonid-Haftpaste 0,1 % (NRF 7.10.) … g**

Anwendung: Wo? Wann/wie oft? Wie lange? ______________

**Rp!** Anwendungsvorschlag: Glucocorticoid-Behandlung an der Mundschleimhaut

| | |
|---|---|
| Triamcinolonacetonid | 0,1 g |
| Dickflüssiges Paraffin | 1,0 g |
| Hypromellose-Haftpaste 40 % (NRF S.42.) | zu 100,0 g |

Aufbrauchsfrist: 3 Monate (Tube)

# Anwendung in der Nase

Rp. (Bitte Leerräume durchstreichen)

**Menthol-Paraffinnasensalbe 0,6 % (NRF 8.9.) … g**

Anwendung: Wo? Wann/wie oft? Wie lange? ____________________

Anwendungsvorschlag: nasal bei Rhinitiden

| | |
|---|---|
| Menthol | 0,06 g |
| Dickflüssiges Paraffin | 4,94 g |
| Weißes Vaselin | zu 10,0 g |

Aufbrauchsfrist: 6 Monate (Tube)

Anmerkung: früher *Unguentum nasale cum Mentholo SR*

Rp. (Bitte Leerräume durchstreichen)

**Neostigminbromid-Dosiernasenspray 5 mg (NRF 22.6.) … g**

Anwendung: Wo? Wann/wie oft? Wie lange? ____________________

**Rp!** Anwendungsvorschlag: bei Myasthenia gravis

| | |
|---|---|
| Neostigminbromid | 0,35 g |
| Natriummonohydrogenphosphat-Dodecahydrat | 0,01 g |
| Natriumchlorid | 0,02 g |
| Edetathaltige Benzalkoniumchlorid-Stammlösung 0,1 % (NRF S.18.) | 1,0 g |
| Gereinigtes Wasser | zu 10,0 g |

Aufbrauchsfrist: 6 Monate (Nasensprayflasche)

Rp. (Bitte Leerräume durchstreichen)

**Silbereiweiß-Nasentropfen … % (NRF 8.5.) … g**

Anwendung: Wo? Wann/wie oft? Wie lange? ____________________

Anwendungsvorschlag: als mildes Adstringens und Antiseptikum

| | **2 %** | **5 %** |
|---|---|---|
| Silbereiweiß | 0,2 g | 0,5 g |
| Glycerol 85 % | 0,25 g | 0,15 g |
| Gereinigtes Wasser | zu 10,0 g | zu 10,0 g |

Aufbrauchsfrist: 2 Wochen (Glasflasche)

# Anwendung am Ohr

Rp. (Bitte Leerräume durchstreichen)

**Ölige Clotrimazol-Ohrentropfen 1 % (NRF 16.4.) ... g**

Anwendung: Wo? Wann/wie oft? Wie lange? ______________________

**Rp!** Anwendungsvorschlag: bei Mykosen der Ohrmuschel und des äußeren Gehörgangs

| | | |
|---|---|---|
| Clotrimazol | 0,1 | g |
| Raffiniertes Erdnussöl | zu 10,0 | g |

Aufbrauchsfrist: 3 Monate (Kunststoffflasche)

Rp. (Bitte Leerräume durchstreichen)

**Essigsäure-Ohrentropfen 0,7 % (NRF 16.2.) ... g**

Anwendung: Wo? Wann/wie oft? Wie lange? ______________________

Anwendungsvorschlag: zur Prophylaxe und Therapie leichter Formen der Otitis externa

| | | |
|---|---|---|
| Essigsäure 30 % | 0,24 | g |
| Propylenglycol | zu 10,0 | g |

Aufbrauchsfrist: 6 Monate (Pipettenflasche)

Rp. (Bitte Leerräume durchstreichen)

**Ethanolhaltige Glycerol-Ohrentropfen 42,5 % (NRF 16.3.) ... g**

Anwendung: Wo? Wann/wie oft? Wie lange? ______________________

Anwendungsvorschlag: zur Prophylaxe und Therapie leichter Formen der Otitis externa

| | | |
|---|---|---|
| Glycerol 85 % | 5,0 | g |
| Ethanol 90 % (V/V) | zu 10,0 | g |

Aufbrauchsfrist: 6 Monate (Pipettenflasche)
Anmerkung: früher *Otoguttae Glyceroli SR*

Rp. (Bitte Leerräume durchstreichen)

### Lidocain-Ohrentropfen 10 % (NRF 16.5.) … g

**Rp!** Anwendungsvorschlag: zur Lokalanästhesie vor Eingriffen am Trommelfell durch den Arzt

| | | |
|---|---|---|
| Lidocain | 1,0 | g |
| Butylhydroxytoluol | 0,001 | g |
| Dimethylsulfoxid | zu 10,0 | g |

Aufbrauchsfrist: 1 Jahr (Glasflasche)
Anmerkung: Ersatz für umstrittene Bonainsche Lösung

Rp. (Bitte Leerräume durchstreichen)

### Miconazol-Lösung 5 mg/mL (NRF 16.6.) … Stück zu … mL

**Rp!** Anwendungsvorschlag: bei Ohrmykosen, auch mit Trommelfelldefekten und potenzieller Beteiligung des Mittelohrs, zur Instillation in den Gehörgang

| | | |
|---|---|---|
| Miconazolnitrat | 0,5757 | g |
| Macrogol-35-glycerolricinoleat | 12,0 | g |
| Trometamol | 0,02 | g |
| Natriumchlorid | 0,69 | g |
| Wasser für Injektionszwecke | zu 101,4 | g |

Aufbrauchsfrist: keine (Einzeldosisbehältnis, Injektionsflasche)
Vor Anbruch: 1 Jahr (Injektionsflasche)
Anmerkung: Die übliche Einzeldosis-Abpackung ist 5 mL.



Rp. (Bitte Leerräume durchstreichen)

### Natriumcarbonat-Monohydrat-Ohrentropfen 2,6 % (NRF 16.1.) … g

Anwendungsvorschlag: zur Entfernung von Zeruminalpfropfen durch den Arzt

| | | |
|---|---|---|
| Natriumcarbonat-Monohydrat | 0,26 | g |
| Glycerol 85 % | 6,4 | g |
| Gereinigtes Wasser | zu 10,0 | g |

Aufbrauchsfrist: 6 Monate (Pipettenflasche)
Anmerkung: früher *Otoguttae Natrii carbonici SR*

# Rektale Anwendung

Rp. (Bitte Leerräume durchstreichen)

**Ammoniumbituminosulfonat-Zäpfchen 300 mg (NRF 25.6.) … Stück**

Anwendung: Wo? Wann/wie oft? Wie lange? ______________________

Anwendungsvorschlag: unterstützend bei vegetativem Urogenitalsyndrom und Pelvitis

| | **1 Stück** |
|---|---|
| Ammoniumbituminosulfonat | 0,3 g |
| Gereinigtes Wasser | 0,3 g |
| Tensidhaltiges Hartfett | nach Bedarf |

Aufbrauchsfrist: 3 Monate

Rp. (Bitte Leerräume durchstreichen)

**Chloralhydrat-Klysma 200 mg/mL (NRF 17.5.) … mL**

Anwendung: Wo? Wann/wie oft? Wie lange? ______________________

**Rp!** Anwendungsvorschlag: als Sedativum und Hypnotikum, zur Prämedikation vor operativen Eingriffen und diagnostischen Maßnahmen

| | | |
|---|---|---|
| Chloralhydrat | 20,0 g | |
| Mittelkettige Triglyceride | zu 103,3 g | (100 mL) |

Aufbrauchsfrist: keine (Einzeldosisbehältnis, Klysmenflasche, Kolbenpipette, Einmalspritze), 6 Monate bei Mehrdosenbehältnis (Weithalsglas)
Vor Anbruch: 3 Monate, 6 Monate unter 8 °C (Klysmenflasche), 1 Jahr (Kolbenpipette, Einmalspitze, Weithalsglas)

Rp. (Bitte Leerräume durchstreichen)

**Hydrophile Diltiazemhydrochlorid-Rektalcreme 2 % (NRF 5.7.) … g**

Anwendung: Wo? Wann/wie oft? Wie lange? ______________________

**Rp!** Anwendungsvorschlag: bei akuten und chronischen Analfissuren

| | |
|---|---|
| Diltiazemhydrochlorid | 2,0 g |
| Basiscreme DAC | zu 100,0 g |

Aufbrauchsfrist: 3 Monate (Tube, Spenderdose)

Rp. (Bitte Leerräume durchstreichen)

**Hydrophiles Diltiazemhydrochlorid-Rektalgel 2 % (NRF 5.6.) … g**

Anwendung: Wo? Wann/wie oft? Wie lange? ____________________

**Rp!** Anwendungsvorschlag: bei akuten und chronischen Analfissuren

| | | |
|---|---|---|
| Diltiazemhydrochlorid | 2,0 | g |
| Hydroxyethylcellulosegel DAB | zu 100,0 | g |

Aufbrauchsfrist: 6 Monate unter 8 °C (Tube, Spenderdose)

Rp. (Bitte Leerräume durchstreichen)

**Glycerol-Zäpfchen (NRF 6.15.) … Stück**

Anwendung: Wo? Wann/wie oft? Wie lange? ____________________

Anwendungsvorschlag: als Laxans

| | **1 Stück** | |
|---|---|---|
| Natriumcarbonat-Monohydrat | 0,027 | g |
| Stearinsäure 50 % | 0,081 | g |
| Glycerol | 2,0 | g |
| Gereinigtes Wasser | zu 2,7 | g |

Aufbrauchsfrist: 1 Jahr

Rp. (Bitte Leerräume durchstreichen)

**Glycerol-Zäpfchen für Kinder (NRF 6.16.) … Stück**

Anwendung: Wo? Wann/wie oft? Wie lange? ____________________

Anwendungsvorschlag: als Laxans

| | **1 Stück** | |
|---|---|---|
| Natriumcarbonat-Monohydrat | 0,014 | g |
| Stearinsäure 50 % | 0,041 | g |
| Glycerol | 1,0 | g |
| Gereinigtes Wasser | zu 1,35 | g |

Aufbrauchsfrist: 1 Jahr

Rp. (Bitte Leerräume durchstreichen)

**Hydrophile Glyceroltrinitrat-Rektalcreme 0,2 % (NRF 5.10.) ... g**

Anwendung: Wo? Wann/wie oft? Wie lange? ____________________

**Rp!** Anwendungsvorschlag: bei akuten und chronischen Analfissuren

| | |
|---|---|
| Ölige Glyceroltrinitrat-Lösung 5 % | 4,0 g |
| Basiscreme DAC | zu 100,0 g |

Aufbrauchsfrist: 6 Monate (Tube)

Anmerkung: Ölige Glyceroltrinitrat-Lösung 5 % enthält Mittelkettige Triglyceride.

Rp. (Bitte Leerräume durchstreichen)

**Hydrophile Isosorbiddinitrat-Rektalcreme 1 % (NRF 5.9.) ... g**

Anwendung: Wo? Wann/wie oft? Wie lange? ____________________

**Rp!** Anwendungsvorschlag: bei akuten und chronischen Analfissuren

| | |
|---|---|
| Verdünntes Isosorbiddinitrat 40 % | 2,5 g |
| Basiscreme DAC | zu 100,0 g |

Aufbrauchsfrist: 6 Monate (Tube)

Anmerkung: Verdünntes Isosorbiddinitrat 40 % enthält Lactose-Monohydrat.

Rp. (Bitte Leerräume durchstreichen)

**Phenol-Erdnussöl-Injektionslösung 5 % (NRF 5.3.) ... g**

**Rp!** Anwendungsvorschlag: zur Sklerotherapie bei Hämorrhoiden. Nur nach strenger Indikationsstellung unter Berücksichtigung therapeutischer Alternativen im begründeten Einzelfall vertretbar.

| | |
|---|---|
| Phenol | 5,0 g |
| Raffiniertes Erdnussöl | zu 100,0 g |

Aufbrauchsfrist: 3 Tage unter Lichtschutz (Einmalspritze)

Vor Anbruch: 1 Monat unter Lichtschutz

Rp. (Bitte Leerräume durchstreichen)

## Ethanolhaltige Polidocanol-Sklerosierungslösung 100 mg/mL (NRF 5.8.) … mL

**Rp!** Anwendungsvorschlag: zur Sklerotherapie nach Blond bei Hämorrhoiden Grad I und Grad II

| | | | |
|---|---|---|---|
| Lauromacrogol 400 (Polidocanol 600) | 10,0 | g | |
| Ethanol 96 % | 38,0 | g | |
| Wasser für Injektionszwecke | zu 94,0 | g | (100 mL) |

Aufbrauchsfrist: 3 Tage (Injektionsflasche)
Vor Anbruch: 1 Jahr
Anmerkung: Enthält 45 Vol.-% Alkohol.

Rp. (Bitte Leerräume durchstreichen)

## Ethanolhaltige Zinkchlorid-Sklerosierungslösung (NRF 5.5.) … g

**Rp!** Anwendungsvorschlag: zur Sklerotherapie nach Blond bei Hämorrhoiden Grad I und Grad II

| | | |
|---|---|---|
| Calciumchlorid-Dihydrat | 13,3 | g |
| Zinkchlorid | 0,7 | g |
| Glycerol | 10,0 | g |
| Ethanol 96 % | 50,0 | g |
| Wasser für Injektionszwecke | zu 100,0 | g |

Aufbrauchsfrist: 3 Tage (Injektionsflasche)
Vor Anbruch: 1 Jahr
Anmerkung: Enthält 59 Vol.-% Alkohol.

# Vaginale Anwendung

Rp. (Bitte Leerräume durchstreichen)

**Progesteron-Vaginalzäpfchen 25 mg (NRF 25.1.) ... Stück**

Anwendung: Wo? Wann/wie oft? Wie lange? ______________________

**Rp!** Anwendungsvorschlag: zur Unterstützung der Gelbkörperfunktion und zur hormonellen Stabilisierung in der Frühschwangerschaft

| | **1 Stück** |
|---|---|
| Progesteron | 0,025 g |
| Macrogolgrundlage | nach Bedarf |

Aufbrauchsfrist: keine (Einzeldosisbehältnis)

Vor Anbruch: 1 Jahr unter 8 °C

Rp. (Bitte Leerräume durchstreichen)

**Progesteron-Vaginalzäpfchen ... mg (NRF 25.5.) ... Stück**

Anwendung: Wo? Wann/wie oft? Wie lange? ______________________

**Rp!** Anwendungsvorschlag: zur Unterstützung der Gelbkörperfunktion und zur hormonellen Stabilisierung in der Frühschwangerschaft

| | **100 mg** | **200 mg** | **400 mg** |
|---|---|---|---|
| Progesteron | 0,1 g | 0,2 g | 0,4 g |
| Hartfett | nach Bedarf | nach Bedarf | nach Bedarf |

Aufbrauchsfrist: keine (Einzeldosisbehältnis)

Vor Anbruch: 1 Jahr

# Inhalative Anwendung

**Rp.** (Bitte Leerräume durchstreichen)
**Ätherische-Öle-Konzentrat (NRF 4.3.) … g**
Anwendung: Wo? Wann/wie oft? Wie lange? ____________________

Anwendungsvorschlag: als Expektorans bei Erkrankungen der oberen Luftwege

| | | |
|---|---|---|
| Pfefferminzöl | 10,0 | g |
| Eukalyptusöl | 45,0 | g |
| Latschenkiefernöl | zu 100,0 | g |

Aufbrauchsfrist: 1 Jahr (Glasflasche)

**Rp.** (Bitte Leerräume durchstreichen)
**Cannabisblüten in Einzeldosen zu … mg zur Inhalation nach Verdampfung (NRF 22.13.) … Stück**
Anwendung: Wo? Wann/wie oft? Wie lange? ____________________

**BtM!** Anwendungsvorschlag: u. a. als Antiemetikum, Appetitstimulans oder Muskelrelaxans bei Multipler Sklerose in besonders begründeten Fällen

Cannabisblüten
(mit Angabe der Handelsbezeichnung im Sinne der „Sorte") 100,0 g

Aufbrauchsfrist: keine (Einzeldosisbehältnis)
Vor Anbruch: 6 Monate (Pulverkapsel in Flasche als Umverpackung)

**Rp.** (Bitte Leerräume durchstreichen)
**Cannabisblüten zur Inhalation nach Verdampfung (NRF 22.12.) … g**
Anwendung: Wo? Wann/wie oft? Wie lange? ____________________

**BtM!** Anwendungsvorschlag: u. a. als Antiemetikum, Appetitstimulans oder Muskelrelaxans bei Multipler Sklerose in besonders begründeten Fällen

Cannabisblüten
(mit Angabe der Handelsbezeichnung im Sinne der „Sorte") 100,0 g

Aufbrauchsfrist: 6 Monate (Kunststoffflasche)

Rp. (Bitte Leerräume durchstreichen)

**Ethanolische Dronabinol-Lösung 10 mg/mL zur Inhalation (NRF 22.16.) … mL**

Anwendung: Wo? Wann/wie oft? Wie lange? ____________________

**BtM!** Anwendungsvorschlag: u. a. als Antiemetikum, Appetitstimulans oder Muskelrelaxans bei Multipler Sklerose in besonders begründeten Fällen, wenn ein rascher Wirkungseintritt erwünscht ist

| | | | |
|---|---|---|---|
| Dronabinol | 1,0 | g | |
| Palmitoylascorbinsäure | 0,05 | g | |
| Ethanol 96 % | zu 80,8 | g | (100 mL) |

Aufbrauchsfrist: 2 Monate (Glasflasche)

Rp. (Bitte Leerräume durchstreichen)

**Hustensalbe (NRF 4.8.) … g**

Anwendung: Wo? Wann/wie oft? Wie lange? ____________________

Anwendungsvorschlag: als Einreibung oder zur Heißwasserinhalation bei Erkältungskrankheiten der Atemwege

| | | |
|---|---|---|
| Racemischer Campher oder D-Campher | 8,0 | g |
| Menthol (Levomenthol) | 2,0 | g |
| Eukalyptusöl | 8,0 | g |
| Latschenkiefernöl | 10,0 | g |
| Terpentinöl | 2,0 | g |
| Mikrokristallines Paraffin 83 °C | 21,0 | g |
| Weißes Vaselin | zu 100,0 | g |

Aufbrauchsfrist: 1 Jahr (Tube)

Rp. (Bitte Leerräume durchstreichen)

**Milde Hustensalbe (NRF 4.9.) … g**

Anwendung: Wo? Wann/wie oft? Wie lange? ____________________

Anwendungsvorschlag: als Einreibung oder zur Heißwasserinhalation bei Erkältungskrankheiten der Atemwege von Kindern

| | | |
|---|---|---|
| Eukalyptusöl | 8,0 | g |
| Latschenkiefernöl | 10,0 | g |
| Terpentinöl | 2,0 | g |
| Mikrokristallines Paraffin 83 °C | 24,0 | g |
| Weißes Vaselin | zu 100,0 | g |

Aufbrauchsfrist: 1 Jahr (Tube)

# Intravesikale Anwendung

**Rp.** (Bitte Leerräume durchstreichen)

**Isotonische Ethacridinlactat-Monohydrat-Lösung … % pH 8 (NRF 9.2.) … Stück zu … g**

Anwendungsvorschlag: als Antiseptikum für Blase (nur 0,05 %), Schleimhäute und Wunden

| | **0,05 %** | | **0,1 %** | |
|---|---|---|---|---|
| Ethacridinlactat-Monohydrat | 0,05 | g | 0,1 | g |
| Natriumacetat-Trihydrat | 1,5 | g | 1,5 | g |
| Wasser für Injektionszwecke | zu 100,0 | g | zu 100,0 | g |

Aufbrauchsfrist: keine (Einzeldosisbehältnis, Glasflasche)
Vor Anbruch: 3 Jahre unter Lichtschutz

**Rp.** (Bitte Leerräume durchstreichen)

**Oxybutyninhydrochlorid-Instillationslösung 0,25 mg/mL (NRF 9.3.) … Stück zu … mL**

**Rp!** Anwendungsvorschlag: zur intravesikalen Anwendung bei neurogener Blasenentleerungsstörung mit Detrusorhyperreflexie

| | | | |
|---|---|---|---|
| Oxybutyninhydrochlorid | 0,025 | g | |
| Natriumchlorid | 0,9 | g | |
| Salzsäure 0,1 % | 0,5 | g | |
| Wasser für Injektionszwecke | zu 100,5 | g | (100 mL) |

Aufbrauchsfrist: keine (Einzeldosisbehältnis, Glasflasche)
Vor Anbruch: 6 Monate unter Lichtschutz
Anmerkung: 20 mL je Einzeldosis

# Diagnosehilfsmittel

**Rp.** (Bitte Leerräume durchstreichen)

## Glucose-Lösung 250 mg/mL für oGTT (NRF 13.8.) .....mL

Anwendungsvorschlag: als oraler Glucose-Toleranztest (oGTT)

| | | |
|---|---|---|
| Glucose-Monohydrat | 27,5 g | |
| Natriumbenzoat | 0,177 g | |
| Citronensäure | 0,229 g | |
| Gereinigtes Wasser | zu 109,4 g | (100 mL) |

Aufbrauchsfrist: keine (Einzeldosis, Glasflasche)
Vor Anbruch: 6 Monate (Glasflasche)
Anmerkung: 300 mL entsprechend 75 g Glucose je Einzeldosis; abweichende Einzeldosen sind auf ausdrückliche Anforderung möglich.

**Rp.** (Bitte Leerräume durchstreichen)

## Wässrige Iod-Lösung ... % (NRF 13.7.) ... g

**Rp!** Anwendungsvorschlag:
0,333 % zur Gramfärbung („verdünnte Lugolsche Lösung"),
1 % zur Erkennung von Epithelanomalien an der
Portio vaginalis („Schillersche Lösung"),
5 % für den Minorschen Schwitztest („Lugolsche Lösung")

| | **0,333 %** | **1 %** | **5 %** |
|---|---|---|---|
| Iod | 0,333 g | 1,0 g | 5,0 g |
| Kaliumiodid | 0,667 g | 2,0 g | 10,0 g |
| Gereinigtes Wasser | zu 100,0 g | zu 100,0 g | zu 100,0 g |

Aufbrauchsfrist: 6 Monate (Glasflasche)
Anmerkung: von der Verschreibungspflicht ausgenommen als Färbemittel für die Mikroskopie oder „zum äußeren Gebrauch" i.S.d. AMVV

# Antidote

Rp. (Bitte Leerräume durchstreichen)

**Brecherregender Sirup (NRF 19.1.) ... Stück zu 30 mL**

**Rp!** Anwendungsvorschlag: zum Einnehmen als Emetikum zur Magenentleerung bei Vergiftungen

| | | | |
|---|---|---|---|
| Eingestellter Ipecacuanhafluidextrakt | 5,5 | g | |
| Glycerol 85 % | 10,0 | g | |
| Methyl-4-hydroxybenzoat | 0,075 | g | |
| Propyl-4-hydroxybenzoat | 0,025 | g | |
| Saccharose | 54,0 | g | |
| Gereinigtes Wasser | zu 100,0 | g | (78 mL) |

Aufbrauchsfrist: keine (Einzeldosisbehältnis, Glasflasche)
Vor Anbruch: 1 Jahr
Anmerkung: 30 mL (40 g) je Einzeldosis

Rp. (Bitte Leerräume durchstreichen)

**Hydrophiles Calciumgluconat-Gel 2,5 % mit Chlorhexidindigluconat 0,5 % (NRF 19.6.) (Anti-Flusssäure-Gel) ... g**

Anwendung: Wo? Wann/wie oft? Wie lange? ________________________

Anwendungsvorschlag: zur Notfallbehandlung bei Verätzungen der Haut durch Flusssäure

| | | |
|---|---|---|
| Calciumgluconat (Monohydrat) | 2,5 | g |
| Chlorhexidindigluconat-Lösung (200 g/L) | 2,67 | g |
| Hypromellose 4000 | 2,0 | g |
| Propylenglycol | 5,0 | g |
| Gereinigtes Wasser | zu 100,0 | g |

Aufbrauchsfrist: keine (Einzeldosisbehältnis, Tube)
Vor Anbruch: 2 Jahre

Rp. (Bitte Leerräume durchstreichen)

**Dimethylsulfoxid 70 % / Dimethylsulfoxid (NRF 19.10.) ... g**

Anwendung: Wo? Wann/wie oft? Wie lange? ____________________

**Rp!** Anwendungsvorschlag: lokal nach Extra- und Paravasation bestimmter Zytostatika

| | 70 % | 100 % |
|---|---|---|
| Dimethylsulfoxid | 70,0 g | 100,0 g |
| Gereinigtes Wasser | zu 100,0 g | – |

Aufbrauchsfrist: 6 Monate (Glasflasche)

Rp. (Bitte Leerräume durchstreichen)

**Kohle-Suspension 150 mg/mL (NRF 19.5.) ... mL**

Anwendung: Wo? Wann/wie oft? Wie lange? ____________________

Anwendungsvorschlag: zum Einnehmen zur Verhinderung der Resorption bei oralen Vergiftungen, insbesondere bei Kleinkindern

| | | |
|---|---|---|
| Medizinische Kohle | 15,0 g | |
| Bentonit | 2,6 g | |
| Sorbitol | 5,0 g | |
| Gereinigtes Wasser | zu 110,0 g | (100 mL) |

Aufbrauchsfrist: keine (Einzeldosisbehältnis, Glasflasche)
Vor Anbruch: 3 Jahre

Rp. (Bitte Leerräume durchstreichen)

**Natriumcitrat-Lösung 0,3 mol/L zum Einnehmen (NRF 19.9.) ... mL**

Anwendungsvorschlag: zur präoperativen oralen Aspirationsprophylaxe, besonders in der Geburtshilfe

| | | |
|---|---|---|
| Natriumcitrat (Trinatrium; Dihydrat) | 8,82 g | |
| Glycerol 85 % | 9,75 g | |
| Natriumcyclamat | 0,19 g | |
| Methyl-4-hydroxybenzoat | 0,15 g | |
| Propylenglycol | 0,91 g | |
| Gereinigtes Wasser | zu 107,2 g | (100 mL) |

Aufbrauchsfrist: 6 Monate (Kunststoffflasche)

Rp. (Bitte Leerräume durchstreichen)

**Natriumcitrat-Pulver für Lösung 0,3 mol/L zum Einnehmen (NRF 19.8.) … Stück zu 2,65 g**

Anwendungsvorschlag: zur präoperativen oralen Aspirationsprophylaxe, besonders in der Geburtshilfe

| | |
|---|---|
| Natriumcitrat (Trinatrium; Dihydrat) | 2,65 g |

Aufbrauchsfrist: keine (Einzeldosisbehältnis, Glasflasche)
Vor Anbruch: 6 Monate

Rp. (Bitte Leerräume durchstreichen)

**Natriumedetat-Augentropfen … % (NRF 19.2.) … Stück zu … g**

Anwendung: Wo? Wann/wie oft? Wie lange? ______________________

Anwendungsvorschlag: zur Nachbehandlung von Kalkverätzungen am Auge

| | **0,4 %** | **2 %** |
|---|---|---|
| Natriumedetat (Dinatriumedetat-Dihydrat) | 0,4 g | 2,0 g |
| Natriumchlorid | 0,8 g | 0,4 g |
| Natriumhydroxid-Lösung 0,4 % | 11,0 g | 55,0 g |
| Wasser für Injektionszwecke | zu 100,0 g | zu 100,0 g |

Aufbrauchsfrist: keine (Einzeldosisbehältnis, Einmalspritze, Augentropfenflasche)
Vor Anbruch: 6 Monate unter −15 °C (Einmalspritze, Augentropfenflasche)
Anmerkung: max. 0,5 g oder 0,5 mL je Einzeldosis

# Grundlagen für Rezepturarzneimittel

## Einfache Augensalbe DAC (NRF S.47.)

| | |
|---|---|
| Weißes Vaselin | 6,0 g |
| Dickflüssiges Paraffin | 4,0 g |

Verwendung: indifferente Augensalbe und Rezepturgrundlage
Anmerkung: früher *Oculentum simplex DAC*

## Emulgierende Augensalbe DAC (NRF S.48.)

| | |
|---|---|
| Cholesterol | 0,1 g |
| Weißes Vaselin | 5,65 g |
| Dickflüssiges Paraffin | 4,25 g |

Verwendung: indifferente Augensalbe und Rezepturgrundlage
Anmerkung: früher *Oculentum simplex SR*

## Basiscreme DAC

| | |
|---|---|
| Glycerolmonostearat 60 | 4,0 g |
| Cetylalkohol | 6,0 g |
| Mittelkettige Triglyceride | 7,5 g |
| Weißes Vaselin | 25,5 g |
| Macrogol-20-glycerolmonostearat | 7,0 g |
| Propylenglycol | 10,0 g |
| Gereinigtes Wasser | 40,0 g |

Verwendung: Basisdermatikum; Grundlage für hydrophile Cremes z. B. NRF-Vorschriften 2.6., 5.7., 5.9., 5.10., 11.28., 11.35., 11.36., 11.37. 11.38., 11.76., 11.77., 11.79., 11.100., 11.116., 11.118., 11.125., 11.136., 11.138., 11.144., 11.145.

## Hydrophobe Basiscreme DAC (NRF S.41.)

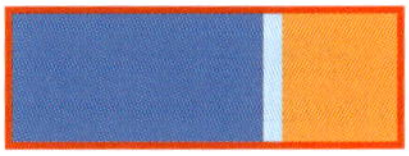

| | |
|---|---|
| Triglyceroldiisostearat | 3,0 g |
| Isopropylpalmitat | 2,4 g |
| Hydrophobes Basisgel DAC | 24,6 g |
| Kaliumsorbat | 0,14 g |
| Citronensäure | 0,07 g |
| Magnesiumsulfat-Heptahydrat | 0,5 g |
| Glycerol 85 % | 5,0 g |
| Gereinigtes Wasser | 64,29 g |

Verwendung: Basisdermatikum bei trockener Haut, insbesondere zur Stufen- und Intervalltherapie; Grundlage für lipophile Cremes
z. B. NRF-Vorschriften 11.122., 11.123., 11.129.

## Verdünnte Basiscreme DAC

| | |
|---|---|
| Basiscreme DAC | 50,0 g |
| Propylenglycol | 10,0 g |
| Gereinigtes Wasser | 40,0 g |

Verwendung: Basisdermatikum, Grundlage für hydrophile Cremes,
z. B. NRF-Vorschrift 11.96.

## Hydrophile Basisemulsion DAC (NRF S.25.)

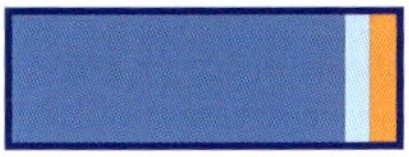

| | |
|---|---|
| Sorbitanmonostearat, Typ 1 | 2,0 g |
| Macrogol-8-stearat, Typ 1 | 2,0 g |
| Glycerol 85 % | 5,0 g |
| Mittelkettige Triglyceride | 5,0 g |
| Citronensäure | 0,07 g |
| Kaliumsorbat | 0,14 g |
| Gereinigtes Wasser | 85,79 g |

Verwendung: Basisdermatikum; Grundlage für hydrophile Emulsionen
z. B. NRF-Vorschriften 11.47., 11.72., 11.90.
Anmerkung: in begründeten Fällen keine oder abweichende Konservierung mit PHB-Estern oder Natriumbenzoat möglich; auch geeignet bei Allergie auf Cetylstearylalkohol
früher: *Hydrophile Hautemulsionsgrundlage (NRF S.25.)*

## Emulgierendes hydrophobes Basisgel DAC

| | | |
|---|---|---|
| Isopropylpalmitat | 8,0 | g |
| Triglyceroldiisostearat | 10,0 | g |
| Hydrophobes Basisgel DAC | 82,0 | g |

Verwendung: nur zur Weiterverarbeitung; Grundlage für wasseraufnehmende lipophile Salben
z. B. NRF-Vorschriften 11.146., 11.119., 11.120.

## Hydrophobes Basisgel DAC

| | | |
|---|---|---|
| Polyethylen | 5,0 | g |
| Dickflüssiges Paraffin | 95,0 | g |

Verwendung: Basisdermatikum; Grundlage für lipophile Salben bzw. lipophile Gele
z. B. NRF-Vorschriften 7.9., 7.10., 7.11.

## 2-Propanolhaltiges Carbomergel DAB

| | | |
|---|---|---|
| Carbomer | 0,5 | g |
| Natriumhydroxid-Lösung 5 % | 1,0 | g |
| 2-Propanol | 25,0 | g |
| Gereinigtes Wasser | 73,5 | g |

Verwendung: nur zur Weiterverarbeitung; Grundlage für hydrophile alkoholische Gele

## Wasserhaltiges Carbomergel DAB

| | | |
|---|---|---|
| Carbomer | 0,5 | g |
| Natriumhydroxid-Lösung 5 % | 3,0 | g |
| Gereinigtes Wasser | 96,5 | g |

Verwendung: nur zur Weiterverarbeitung; Grundlage für hydrophile Gele
Anmerkung: kann mit 0,1 % PHB-Estern oder mit 0,1 % Sorbinsäure und 0,1 % Kaliumsorbat konserviert sein

## Carbomergel pH 5 / pH 6,5 (NRF S.43.)

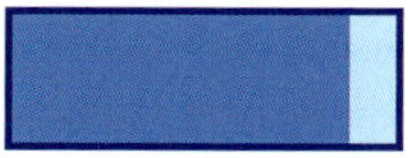

| | pH 5 | pH 6,5 |
|---|---|---|
| Carbomer 35 000 | 1,0 g | 1,0 g |
| Trometamol | 0,5 g | 1,0 g |
| Natriumedetat (Dinatriumedetat-Dihydrat) | 0,1 g | 0,1 g |
| Propylenglycol | 10,0 g | 10,0 g |
| Gereinigtes Wasser | 88,4 g | 87,9 g |

Verwendung: nur zur Weiterverarbeitung; Grundlage für hydrophile Gele z. B. NRF-Vorschriften 11.117., 11.124.

## Carmellose-Natrium-Gel DAB

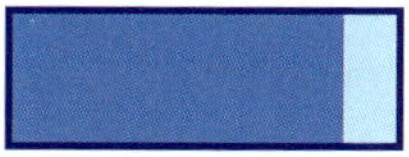

| | |
|---|---|
| Carmellose-Natrium 600 | 5,0 g |
| Glycerol 85 % | 10,0 g |
| Gereinigtes Wasser | 85,0 g |

Verwendung: nur zur Weiterverarbeitung; Grundlage für hydrophile Gele
Anmerkung: kann mit 0,1 % PHB-Estern oder mit 0,1 % Sorbinsäure und 0,1 % Kaliumsorbat konserviert sein

## Cellulose-Siliciumdioxid-Füllmittel (NRF S.54.)

| | |
|---|---|
| Hochdisperses Siliciumdioxid | 5,0 g |
| Mikrokristalline Cellulose | 99,5 g |

Verwendung: nur zur Weiterverarbeitung; Grundlage für Kapseln und Pulvermischungen z. B. NRF-Vorschriften 21.5. und 21.6.

## Anionische hydrophile Creme DAB

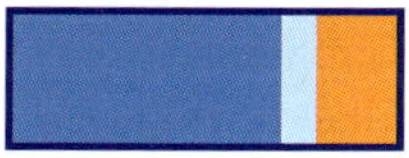

| | |
|---|---|
| Hydrophile Salbe DAB | 30,0 g |
| Gereinigtes Wasser | 70,0 g |

Verwendung: Basisdermatikum; Grundlage für hydrophile Cremes z. B. NRF-Vorschriften 11.71., 11.86., 11.105.
Anmerkung: früher *Wasserhaltige hydophile Salbe DAB*, kann mit 0,1 % Sorbinsäure konserviert sein

*Zusammensetzung: Hydrophile Salbe DAB*

| | |
|---|---|
| Emulgierender Cetylstearylalkohol, Typ A | 30,0 g |
| Dickflüssiges Paraffin | 35,0 g |
| Weißes Vaselin | 35,0 g |

## Anionische hydrophile Creme SR DAC (NRF S.27.)

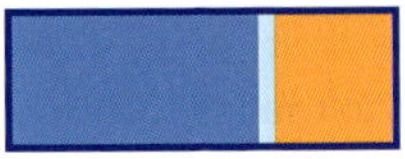

| | |
|---|---|
| Emulgierender Cetylstearylalkohol (Typ A) | 21,0 g |
| 2-Ethylhexyllaurat | 10,0 g |
| Glycerol 85 % | 5,0 g |
| Citronensäure | 0,07 g |
| Kaliumsorbat | 0,14 g |
| Gereinigtes Wasser | 63,79 g |

Verwendung: Basisdermatikum; Grundlage für hydrophile Cremes z. B. NRF-Vorschrift 11.135.

Anmerkung: früher *Unguentum emulsificans aquosum SR*

## Nichtionische hydrophile Creme DAB

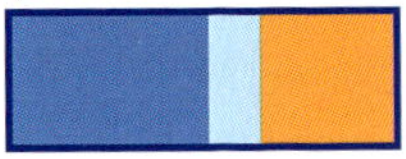

| | |
|---|---|
| Polysorbat 60 | 5,0 g |
| Cetylstearylalkohol | 10,0 g |
| Glycerol 85 % | 10,0 g |
| Weißes Vaselin | 25,0 g |
| Gereinigtes Wasser | 50,0 g |

Verwendung: Basisdermatikum; Grundlage für hydrophile Cremes

Anmerkung: kann mit 0,1 % PHB-Estern oder mit 0,1 % Sorbinsäure konserviert sein

z. B. NRF-Vorschrift 11.15.

## Nichtionische hydrophile Creme SR (NRF S.26.)

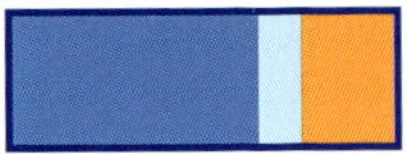

| | |
|---|---|
| Nichtionische emulgierende Alkohole | 21,0 g |
| 2-Ethylhexyllaurat | 10,0 g |
| Glycerol 85 % | 5,0 g |
| Kaliumsorbat | 0,14 g |
| Citronensäure | 0,07 g |
| Gereinigtes Wasser | 63,79 g |

Verwendung: Basisdermatikum; Grundlage für hydrophile Cremes

Anmerkung: früher *Unguentum emulsificans aquosum N SR*

z. B. NRF-Vorschriften 11.106., 11.107., 11.108., 11.109.

## Weiche Creme DAC

| | | |
|---|---|---|
| Dickflüssiges Paraffin | 7,5 | g |
| Wollwachs | 32,5 | g |
| Gelbes Vaselin | 50,0 | g |
| Gereinigtes Wasser | 10,0 | g |

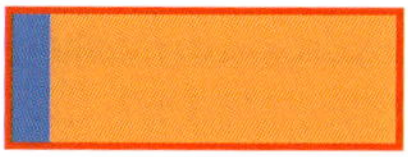

Verwendung: Basisdermatikum; Grundlage für lipophile Cremes
Anmerkung: früher *Unguentum molle DAB 6* und *Weiche Salbe DAC*

## Grundlage für Suspensionen zum Einnehmen (NRF S.52.)

| | | |
|---|---|---|
| Hydroxyethylcellulose 10 000 | 0,5 | g |
| Glucose-Monohydrat | 11,0 | g |
| Kaliumsorbat | 0,14 | g |
| Citronensäure | 0,07 | g |
| Gereinigtes Wasser | 88,29 | g |

Verwendung: Grundlage für Lösungen und Suspensionen, auch pädiatrische Anwendung
z. B. NRF-Vorschriften 10.6., 10.7., 17.6., 26.5., 34.2.

## Viskose Grundlösung DAC (NRF S.20.)

| | | |
|---|---|---|
| Hydroxyethylcellulose 250 | 0,625 | g |
| Glycerol 85 % | 25,0 | g |
| Saccharose | 19,0 | g |
| Citronensäure | 0,08 | g |
| Kaliumsorbat | 0,14 | g |
| Gereinigtes Wasser | 55,155 | g |

Verwendung: nur zur Weiterverarbeitung; Grundlage für Lösungen zum Einnehmen im Rahmen der Substitutionstherapie;
speziell NRF-Vorschriften 29.1. und 29.4.

## Tensidhaltiges Hartfett

| | | |
|---|---|---|
| Macrogol-8-stearat | 2,0 | g |
| Hartfett W 35 | 98,0 | g |

Verwendung: nur zur Weiterverarbeitung; Grundlage für Zäpfchen und Ovula

## Hydroxyethylcellulosegel DAB

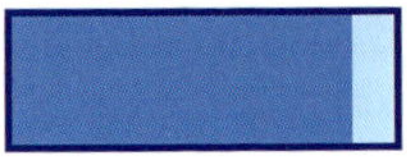

| | | |
|---|---|---|
| Hydroxyethylcellulose 10 000 | 2,5 | g |
| Glycerol 85 % | 10,0 | g |
| Gereinigtes Wasser | 87,5 | g |

Verwendung: nur zur Weiterverarbeitung; Grundlage für hydrophile Gele z. B. NRF-Vorschrift 5.6.
Anmerkung: kann mit 0,1 % PHB-Estern oder mit 0,1 % Sorbinsäure und 0,1 % Kaliumsorbat konserviert sein

## Hypromellose-Haftpaste 40 % (NRF S.42.)

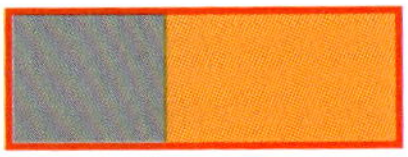

| | | |
|---|---|---|
| Hypromellose 4000 | 40,0 | g |
| Hydrophobes Basisgel DAC | 60,0 | g |

Verwendung: Protektivum; Grundlage für lipophile Haftpasten für Schleimhautanwendung
z. B. NRF-Vorschriften 7.9., 7.10., 7.11.

## Kühlcreme DAB (Unguentum leniens)

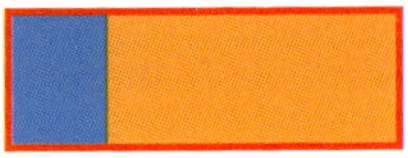

| | | |
|---|---|---|
| Gelbes Wachs | 7,0 | g |
| Cetylpalmitat | 8,0 | g |
| Erdnussöl | 60,0 | g |
| Gereinigtes Wasser | 25,0 | g |

Verwendung: Basisdermatikum; Grundlage für lipophile Cremes
Anmerkung: früher *Kühlsalbe DAB*

## Lanolin DAB

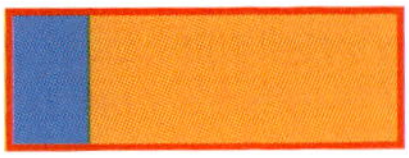

| | | |
|---|---|---|
| Dickflüssiges Paraffin | 15,0 | g |
| Wollwachs | 65,0 | g |
| Gereinigtes Wasser | 20,0 | g |

Verwendung: Basisdermatikum; Grundlage für lipophile Cremes

## Nichtionisches wasserhaltiges Liniment (NRF S.39.)

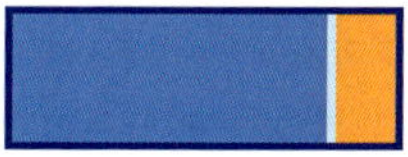

| | |
|---|---|
| Nichtionische emulgierende Alkohole | 10,5 g |
| 2-Ethylhexyllaurat | 5,0 g |
| Glycerol 85 % | 2,5 g |
| Kaliumsorbat | 0,14 g |
| Citronensäure | 0,07 g |
| Gereinigtes Wasser | 81,79 g |

Verwendung: Basisdermatikum; Grundlage für hydrophile Cremes
z. B. NRF-Vorschrift 11.91.
Anmerkung: früher *Linimentum aquosum N*

## Wasserhaltiges Liniment SR DAC (NRF S.40.)

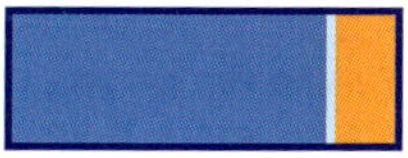

| | |
|---|---|
| Emulgierender Cetylstearylalkohol (Typ A) | 10,5 g |
| 2-Ethylhexyllaurat | 5,0 g |
| Glycerol 85 % | 2,5 g |
| Kaliumsorbat | 0,14 g |
| Citronensäure | 0,07 g |
| Gereinigtes Wasser | 81,79 g |

Verwendung: Basisdermatikum; Grundlage für hydrophile Cremes
Anmerkung: früher *Linimentum aquosum SR*

## Macrogolgrundlage für Suppositorien

| | |
|---|---|
| Macrogol 400 | 60,0 g |
| Macrogol 6000 | 40,0 g |

Verwendung: nur zur Weiterverarbeitung; Grundlage für hydrophile Zäpfchen und Ovula
z. B. NRF-Vorschrift 25.1.

## Macrogolsalbe DAC

| | |
|---|---|
| Macrogol 300 | 50,0 g |
| Macrogol 1500 | 50,0 g |

Verwendung: nur zur Weiterverarbeitung; Grundlage für hydrophile Salben
z. B. NRF-Vorschriften 11.53., 11.137.

## Mannitol-Siliciumdioxid-Füllmittel (NRF S.38.)

| | | |
|---|---|---|
| Mannitol 35 | 99,5 | g |
| Hochdisperses Siliciumdioxid (200 $m^2/g$) | 0,5 | g |

Verwendung: nur zur Weiterverarbeitung; Grundlage für Kapseln und Pulvermischungen
z. B. NRF-Vorschriften 22.3., 22.5., 26.3.

## Abwaschbare Salbengrundlage DAC (NRF S.31.)

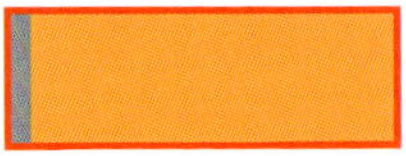

| | | |
|---|---|---|
| Natriumdodecylsulfat | 5,0 | g |
| Sorbitanmonostearat, Typ I | 20,0 | g |
| Weißes Vaselin | 25,0 | g |
| Dickflüssiges Paraffin | 50,0 | g |

Verwendung: nur zur Weiterverarbeitung; Grundlage für lipophile Cremes
z. B. NRF-Vorschrift 11.52.

## Thermogel (NRF S.51.)

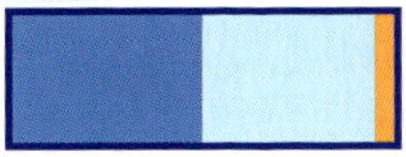

| | | |
|---|---|---|
| Poloxamer 407 | 20,0 | g |
| Propylenglycol | 12,5 | g |
| 2-Propanol | 12,5 | g |
| Mittelkettige Triglyceride | 5,0 | g |
| Gereinigtes Wasser | 50,0 | g |

Verwendung: nur zur Weiterverarbeitung; Grundlage für hydrophile Gele

## Palmitoylascorbinsäurehaltige Gemischtkettige Triglyceride (NRF S.44.)

| | | |
|---|---|---|
| Palmitoylascorbinsäure | 0,05 | g |
| Gemischtkettige Triglyceride | 99,95 | g |

Verwendung: nur zur Weiterverarbeitung; Grundlage für Kapseln
z. B. NRF-Vorschrift 22.7.

## Palmitoylascorbinsäurehaltige Mittelkettige Triglyceride (NRF S.45.)

| | |
|---|---|
| Palmitoylascorbinsäure | 0,05 g |
| Mittelkettige Triglyceride | 99,95 g |

Verwendung: nur zur Weiterverarbeitung; Grundlage für ölige Lösungen zum Einnehmen
z. B. NRF-Vorschrift 22.8.

## Konserviertes Wasser DAC (NRF S.6.)

| | |
|---|---|
| Propyl-4-hydroxybenzoat | 0,025 g |
| Methyl-4-hydroxybenzoat | 0,075 g |
| Gereinigtes Wasser | 99,9 g |

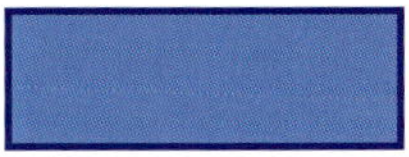

Verwendung: nur zur Weiterverarbeitung; Grundlage für Lösungen zum Einnehmen und flüssige Dermatika
z. B. NRF-Vorschriften 4.6., 7.13., 22.9., 27.5., 31.1.
Anmerkung: Die Konzentrationen der Konservierungsstoffe in Aqua conservata ASR waren mit 0,03 und 0,07 % sehr ähnlich.

## Waschgelgrundlage (NRF S.37.)

| | |
|---|---|
| Natriumdodecylsulfat | 10,0 g |
| Emulgierender Cetylstearylalkohol (Typ A) | 20,0 g |
| Natriumedetat (Dinatriumedetat-Dihydrat) | 0,1 g |
| Citronensäure | 0,3 g |
| Gereinigtes Wasser | 69,6 g |

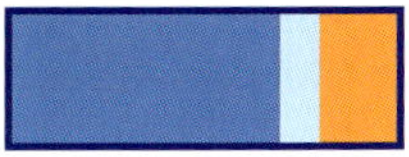

Verwendung: nur zur Weiterverarbeitung; Grundlage für hydrophile Emulgatorgele
z. B. NRF-Vorschrift 11.139.

## Wollwachsalkoholcreme DAB

| | |
|---|---|
| Wollwachsalkoholsalbe DAB | 50,0 g |
| Gereinigtes Wasser | 50,0 g |

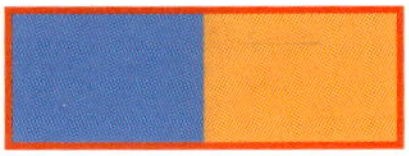

Verwendung: Basisdermatikum; Grundlage für lipophile Cremes
Anmerkung: früher *Wasserhaltige Wollwachsalkoholsalbe DAB*

## Wollwachsalkoholsalbe DAB

| | | |
|---|---|---|
| Cetylstearylalkohol | 0,5 | g |
| Wollwachsalkohole | 6,0 | g |
| Weißes Vaselin | 93,5 | g |

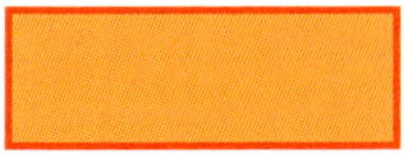

Verwendung: Basisdermatikum; Wasser aufnehmende lipophile Salbengrundlage z. B. NRF-Vorschriften 1.2., 11.12., 11.29., 11.74., 11.75.

## Wollwachsalkoholsalben SR DAC

| | | |
|---|---|---|
| Wollwachsalkohole | 2,5 | g |
| Sorbitan- und Glycerolmonooleat | 3,0 | g |
| Gelbes oder Weißes Vaselin | 94,5 | g |

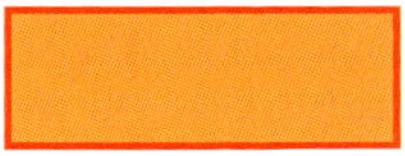

Verwendung: Basisdermatikum; Grundlage für wasserfreie Salben und lipophile Cremes

## Wasserhaltige Wollwachsalkoholsalben mit Gelbem Vaselin SR DAC

| | | |
|---|---|---|
| Wollwachsalkoholsalbe mit Gelbem Vaselin SR DAC | 50,0 | g |
| Gereinigtes Wasser | 50,0 | g |

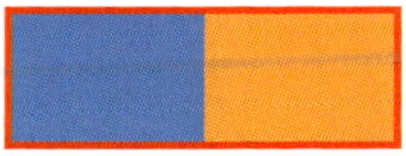

Verwendung: Basisdermatikum; Grundlage für lipophile Cremes

## Wasserhaltige Wollwachsalkoholsalben mit Weißem Vaselin SR DAC

| | | |
|---|---|---|
| Wollwachsalkoholsalben mit Weißem Vaselin SR DAC | 50,0 | g |
| Gereinigtes Wasser | 50,0 | g |

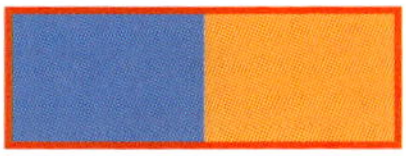

Verwendung: Basisdermatikum; Grundlage für lipophile Cremes

## Zinkpaste DAB

| | | |
|---|---|---|
| Zinkoxid | 25,0 | g |
| Weizenstärke | 25,0 | g |
| Weißes Vaselin | 50,0 | g |

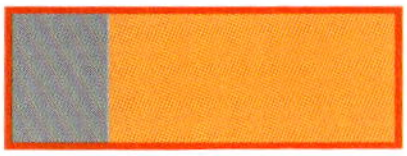

Verwendung: Protektivum; Grundlage für lipophile Pasten

### Weiche Zinkpaste DAB (NRF 11.21.)

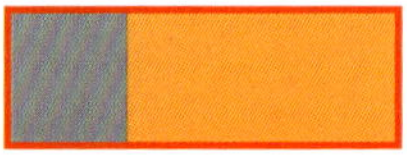

| | | |
|---|---|---|
| Zinkoxid | 30,0 | g |
| Dickflüssiges Paraffin | 40,0 | g |
| Weißes Vaselin | 20,0 | g |
| Gebleichtes Wachs | 10,0 | g |

Verwendung: Protektivum; Grundlage für lipophile Pasten z. B. NRF-Vorschrift 11.56.

### Zinksalbe DAB

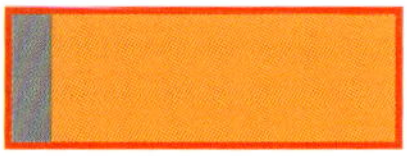

| | | |
|---|---|---|
| Zinkoxid | 10,0 | g |
| Wollwachsalkoholsalbe | 90,0 | g |

Verwendung: Protektivum; Grundlage für lipophile Salben

# Anhang

## Bedenkliche Stoffe

Tab. 3: Stoffe/Rezepturen die zur Anwendung beim Menschen von der AMK als bedenklich eingestuft werden und deren Abgabe verboten ist (Quelle: AMK, Stand Mai 2018).
Siehe auch akdae.de – Arzneimittelsicherheit – Weitere Risikoinformationen – Bedenkliche Rezepturarzneimittel.

Steht ein Stoff nicht in der Liste, so ist daraus nicht generell zu schließen, dass er unkritisch in Rezepturen verarbeitet werden darf. Spagyrische Zubereitungen sind generell nicht als bedenklich anzusehen, da die Drogen bei der Herstellung nach den Vorschriften 25 und 26 des HAB verascht werden.

**Amine, aliphatische:** unvermeidliche Nitrosamin-Bildung [Pharm. Ztg. 132 (1987) Seite 2375]

**Amygdalin:** siehe Mandelonitril

**Aristolochiasäure-haltige Drogen,** alle Drogen der Gattungen Aristolochia und Asarum, ausgenommen Homöopathika ab D10: kanzerogen (multiple Karzinome) [Zulassungswiderruf, Pharm. Ztg. 126 (1981) Seite 1373-1374 und 155 (2010) Seite 102]

**Arnikablüten** zum Einnehmen, ausgenommen Homöopathika ab D4: Dyspnoe, Tachykardie und Kollaps, Gastroenteritis [z. B. in Lindequist, U. et al., Biogene Gifte, WVG, Stuttgart 3. Aufl. 2010]

**Bärenklau,** ausgenommen Homöopathika: stark phototoxisch (Furocumarine) [z. B. in Lindequist, U. et al. Biogene Gifte, WVG, Stuttgart 3. Aufl. 2010]

**Benzol,** ausgenommen Homöopathika ab D6: myelotoxisch, kanzerogen [Whysner, J. et al.: Genotoxicity of benzene and its metabolites. Mutat. Res. 566 (2004) 99-130]

**Borsäure sowie deren Ester und Salze,** ausgenommen Homöopathika ab D4, Puffer in Augentropfen und Heilwässer: mangelhafte Wirksamkeit, resorptive Vergiftungen [Zulassungswiderruf, Pharm. Ztg. 144 (1999) Seite 3834]; Besonderheitenliste des BfArM (Version 1-12, März 2016)

**Bromide auch in Kombination,** als Sedativum: kumulative Anreicherung von Bromiden [Information des BfArM, Pharm. Ztg. 141 (1996) Seite 4839]

**Bufexamac:** häufige Kontaktallergien [Zulassungswiderruf, Pharm. Ztg. 155 (2010) Seite 119]

**Calomel:** siehe Quecksilber(I)-chlorid

**Cäsiumsalze** (in der alternativen Krebstherapie): lebensbedrohliche Arrhythmien [WHO Drug Information 23 (2009) Seite 290]

**Chelidonii herba, radix, Chelidonin:** siehe Schöllkraut

**Chloroform:** hepato-, nephrotoxisch, kanzerogen [Pharm. Ztg. 126 (1981) Seite 2616]

**Chrom(VI)-Verbindungen:** kanzerogen [Pharm. Ztg. 144 (1999) Seite 800]

**Chrysanthemum vulgare:** siehe Rainfarn

**Crotonöl (Oleum Tiglii):** stark hautreizend, kokarzinogen (enthält Phorbolester) [z. B. Glaeser, S., Hecker, E.; Planta Med. 57, Suppl. 2 (1991); Teuscher, E. et al.; Biogene Gifte, Gustav Fischer, Stuttgart, 2. Aufl. 1994]

**Diethanolamin:** siehe Amine, aliphatische

**Epinephrin und seine Salze,** hochkonzentriert (> 1 ‰) zur Blutstillung im Dentalbereich: systemische kardiovaskuläre Reaktionen [Zulassungswiderruf, Bundesgesundheitsbl. 30 (1987) Seite 154]

**Färberginsterkraut:** toxische Chinolizidinalkaloide: Atemlähmung, Kreislaufversagen [Blaschek, W. et al. (Hrsg.), Hagers Enzyklopädie Band 7, Seite 897 ff., WVG Stuttgart, 6. Auflage 2007]

**Formaldehyd/Paraformaldehyd**, in Gynäkologika, in zahnärztlichen Arzneimitteln in Konzentrationen über 0,05 %, in Konzentrationen über 0,2 % in anderen Arzneimitteln, ausgenommen als Wirkstoff in Warzenmitteln: schwere allergische Reaktionen, Kontaktekzeme, Haut- und Schleimhautschäden, kanzerogen [Stufenplan, Pharm. Ztg. 131 (1986) Seite 290; Besonderheitenliste des BfArM (Version 1-12, März 2016)]

**Furfurol:** kanzerogen [AMK-Nachricht, Pharm. Ztg. 142 (1997) Seite 3088]

**Genistae tinctoriae herba:** siehe Färberginsterkraut

**Germanium-Verbindungen,** ausgenommen Homöopathika ab D4: nephrotoxisch, myotoxisch, neurotoxisch [AMK-Nachricht, Pharm. Ztg. 144 (1999) Seite 3495]

**Heracleum-Arten:** siehe Bärenklau

**Hydrargyrum chloratum:** siehe Quecksilber(I)-chlorid

**Hydrargyrum oxydatum:** siehe Quecksilber(II)-oxid

**Hydrazin:** Krampfgift, kanzerogen, neurotoxisch, hepatotoxisch, pneumotoxisch [Hainer, M. I. et al.: Fatal hepatorenal failure associated with hydrazine sulfate. Ann. Intern. Med. 133 (2000) 877-880]

**Immergrünkraut,** ausgenommen Homöopathika ab D2: Verdacht auf Blutbildschäden bei nicht belegter Wirksamkeit [Zulassungswiderruf, Pharm. Ztg. 132 (1987) Seite 1826]

**Jaborandiblätter,** ausgenommen Homöopathika ab D3: nicht steuerbare parasympathomimetische Wirkung durch Pilocarpin (Vergiftungen) [z. B. in Lindequist, U. et al., Biogene Gifte, WVG, Stuttgart 3. Aufl. 2010]

**Juniperus sabinae:** siehe Sadebaumspitzen

**Krappwurzel,** ausgenommen Homöopathika: kanzerogen [Zulassungswiderruf, Pharm. Ztg. 138 (1993) Seite 834]

**Laetrile:** siehe Mandelonitril

**Mandelonitril und Mandelonitril-Glykoside** (auch Bittermandelwasser DAB 6): Risiko von Cyanidintoxikationen bei mangelnder Wirksamkeit [Pharm. Ztg. 123 (1978) Seite 1537, Bulletin Arzneimittelsicherheit 3 (2014) 7-13]

**Naphthalin,** ausgenommen Homöopathika ab D4: hämolytische Anämie, Methämoglobinbildung, tödliche Vergiftungen bei Kindern durch Inhalation und topische Anwendung [NTP: Naphthalene. Rep. Carcinog. 12 (2011) 276-278]

**2-Naphthol,** auch äußerlich: nephrotoxisch [Orjuela, M. A. et al., Cancer Epidemiol. Biomarkers Prev. 21, 7 (2012) 1191–1202]

**Paraformaldehyd:** siehe Formaldehyd

**Petroleum,** zum Einnehmen, ausgenommen Homöopathika ab D4: narkotische Wirkung, Reizung von Haut und Schleimhaut [Pharm. Ztg. 147 (2002) Seite 4702]

**Phenacetin** als Wirkstoff: nephrotoxisch [Pharm. Ztg. 142 (1997) Seite 1882]

**Phenol** als Wirkstoff zur Anwendung auf Haut und Mundschleimhaut, ausgenommen Spezialanwendungen, bei denen Phenol jeweils nur einmal bzw. in geringer Menge angewandt wird (Sklerosierung, Peeling, Nagelextraktion), ausgenommen Homöopathika: Methämoglobinbildung, Krampfgift, Reizung von Haut und Schleimhäuten [Negativmonographie, Pharm. Ztg. 143 (1997) Seite 4103 und 4386]

**Pilocarpus:** siehe Jaborandiblätter

**Pyrrolizidinalkaloid-haltige Drogen,** Alkanna, Anchusa, Borago, Brachyglottis, Cineraria, Cynoglossi herba, Erechthites, Eupatorium außer E. perfoliatum, Heliotropium, Lithospermum, Petasitidis folium, Senecionis herba, Tussilago farfara sowie folgende Drogen, wenn nicht sichergestellt ist, dass die Grenzwerte für Pyrrolizidinalkaloide mit 1,2-ungesättigtem Necingerüst eingehalten werden: Farfarae folium: 1 µg/Tagesdosis (innerlich), Symphyti herba/folium/radix: 100 µg/Tagesdosis (nur äußerlich), Petasitidis rhizoma: 1 µg/Tagesdosis (innerlich): hepatotoxisch, kanzerogen [Zulassungswiderruf, Pharm. Ztg. 137 (1992) Seite 1964 und 2470; Stufenplanmaßnahme, Pharm. Ztg. 146 (2001) Seite 2390]

**Quecksilber(I)-chlorid,** ausgenommen Homöopathika ab D4: mutagen, teratogen, nephrotoxisch, neurotoxisch [Negativmonographie, Pharm. Ztg. 142 (1997) Seite 4558]

**Quecksilber(II)-oxid,** ausgenommen Homöopathika ab D4: mutagen, teratogen, nephrotoxisch, neurotoxisch [Negativmonographie Pharm. Ztg. 142 (1997) Seite 4558]

**Rainfarnkraut, Rainfarnblüten, Rainfarnöl,** zum Einnehmen, ausgenommen Homöopathika: stark neurotoxisch durch Thujon, nicht belegte Wirksamkeit [Negativmonographie, BAnz Nr. 122 vom 06.07.1988]

**Rubia tinctorum radix:** siehe Krappwurzel

**Sadebaumspitzen,** ausgenommen zur externen Anwendung, ausgenommen Homöopathika ab D4: schwere Vergiftungen nach Einnahme als Abortivum [z. B. in Lindequist, U. et al., Biogene Gifte, WVG, Stuttgart 3. Aufl. 2010]

**Schlankheitsrezepturen** mit mehreren stark wirksamen Bestandteilen wie Appetitzügler, Diuretika, Schilddrüsenhormone oder Antidiabetika: unkalkulierbare Effekte, Todesfälle durch derartige Rezepturen [Pharm. Ztg. 140 (1995) Seite 3032]

**Schöllkraut,** wenn eine Tageshöchstdosis von 2,5 mg Gesamtalkaloiden, berechnet als Chelidonin, nicht gewährleistet ist: hepatoxisch [Zulassungswiderruf, Pharm. Ztg. Nr. 16 (2008) Seite 133-134]

**Triethanolamin (Trolamin),** ausgenommen zur äußerlichen Anwendung ≤ 2,5 Gew.-%: unvermeidliche Nitrosamin-Bildung [Stufenplan, Pharm. Ztg. 132 (1987) Seite 2375; Besonderheitenliste des BfArM (Version 1-12, März 2016)]

**Vinca minoris herba:** siehe Immergrünkraut

**Vitamin B17:** siehe Mandelonitril

# Konzentrationen



Tab. 4: Normkonzentrationen, pädiatrische Konzentrationen und Obere Richtkonzentrationen der Dermatika-Wirkstoffe (siehe DAC/NRF-Tab. I.6-1 und Tabellen für die Rezeptur)

| Wirkstoff | Obere Richtkonzentration [%] | therapeutische Konzentration [%] | therapeutische Konzentration Pädiatrie [%] |
|---|---|---|---|
| **A**lbendazol | – | 10 | – |
| Alfatradiol | – | 0,015–0,025 | nicht empfohlen |
| Aluminiumchlorid-Hexahydrat | – | 10–30 | 10–30 |
| 5-Aminolevulinsäurehydrochlorid | – | 10–20 | nicht empfohlen |
| Ammoniumbituminosulfonat | – | 5–50 | 5–20 |
| **B**enzocain | – | 5–10 | nicht bei Kindern < 2 Jahre |
| Benzoylperoxid | – | 2,5–10 | 2,5–5 |
| Benzydaminhydrochlorid<br>- Mund<br>- Haut | <br>–<br>– | <br>0,15 (Anwendungskonzentration)<br>2–3 | nicht empfohlen |
| Betamethasondipropionat | 0,1 | 0,05–0,1 | 0,05 (nicht mehr empfehlenswert) |
| Betamethasonvalerat | 0,15 | 0,025–0,15 | 0,025–0,1 (nicht mehr empfehlenswert) |
| Bifonazol | – | 1 | 1 |
| Bismutgallat/Bismutnitrat, basisches | – | 10 | nicht empfohlen |
| D-**C**ampher/Racemischer Campher | – | 1–20 | nicht bei Säuglingen und Kleinkindern |
| Capsaicinoide (auch in Cayennepfefferextrakten)<br>- Erstverordnung zu Therapiebeginn<br>- im Verlauf der Behandlung | –<br>0,05<br>1 | 0,02–1<br>–<br>– | –<br>–<br>– |

| Wirkstoff | Obere Richt-konzentration [%] | therapeutische Konzentration [%] | therapeutische Konzentration Pädiatrie [%] |
|---|---|---|---|
| Chinolinolsulfat-Kaliumsulfat/ Chinolinolsulfat-Monohydrat | – | 0,1–1 | nicht empfohlen |
| Chloramphenicol | – | 0,25–1 | Vermeidung topischer Antibiotika |
| Chlorhexidindiacetat/ Chlorhexidindigluconat<br>- Haut<br>- Mund | <br><br>–<br>– | <br><br>0,1–2<br>0,1–0,2 (Anwendungs-konzentration) | <br><br>0,5–2<br>0,1–0,2 (Anwendungs-konzentration) |
| Chlortetracyclinhydrochlorid | – | 1–3 | – |
| Ciclopirox-Olamin | – | 1 | 1 (bei Säuglingen und Kleinkindern nur nach strenger Indikations-stellung) |
| Ciclosporin | – | 1–2,5 | – |
| Clindamycinhydrochlorid/ Clindamycin-2-dihydrogenphosphat | – | 1–2 | – |
| Clioquinol<br>- kleinflächig | –<br>2 | 0,5–2<br>– | nicht empfohlen |
| Clobetasolpropionat | 0,05 | 0,05 | 0,05 (nicht mehr empfehlenswert) |
| Clotrimazol | – | 1–2 | 1 |
| Dexamethason/ Dexamethasonacetat | 0,1 | 0,01–0,1 | 0,01–0,05 (nicht mehr empfehlens-wert) |
| Dexpanthenol | – | 2–5 | 5 |
| Diclofenac-Natrium | – | 1–5 | – |
| Diltiazemhydrochlorid | – | 1–2 | – |
| Dimethylsulfoxid | – | 15–100 | – |

| Wirkstoff | Obere Richtkonzentration [%] | therapeutische Konzentration [%] | therapeutische Konzentration Pädiatrie [%] |
|---|---|---|---|
| Diphenylcyclopropenon/Diphencypron<br>- Sensibilisierung durch den Arzt<br>- Erstanwendung nach Sensibilisierung; ggf. durch den Patienten<br>- therapeutische Weiterbehandlung; ggf. durch den Patienten | –<br>2<br>0,001<br>1 | 0,001–2<br>–<br>–<br>– | –<br>2<br>0,001<br>1 |
| Dithranol<br>- Erstverordnung zu Therapiebeginn<br>- im Verlauf der Behandlung | –<br>0,1<br>3 | 0,05–3<br>–<br>– | 0,01–3 (Einschränkungen nach KOF (10 %) und Anwendungsdauer, nicht bei Säuglingen, 4 Wochen ab 1 Jahr) |
| **E**osin-Dinatrium | – | 0,5–2 | 0,5–2 |
| Erythromycin | – | 0,5–4 | – |
| Estradiol-Hemihydrat/Estradiolbenzoat/Estradiolvalerat<br>- zur Behandlung der Kopfhaut bei erwachsenen Frauen<br>- zur äußerlichen Behandlung im weiblichen Genitalbereich | –<br>0,05<br>0,01 | 0,005–0,015<br>–<br>– | nicht empfohlen |
| Estriol | 0,1 | 0,05–0,1 | nicht empfohlen |
| Ethacridinlactat-Monohydrat | – | 0,025–2,5 | nicht empfohlen |
| **F**luocinolonacetonid | 0,025 | 0,025 | nicht mehr empfehlenswert |
| Fusidinsäure/Natriumfusidat | – | 1–2 | – |
| **G**entamicinsulfat | 0,2 | 0,15–0,2 (etwa 100000 I.E./100 g) | – |
| Glycerol/Glycerol 85 % | – | 5–15 | 5–10 |
| Glyceroltrinitrat<br>- bei Raynaud-Syndrom | –<br>– | 0,2–0,4<br>2 | –<br>2 |
| Glycolsäure | – | 5–70 | nicht empfohlen |
| Griseofulvin | – | 5 | nicht empfohlen |

| Wirkstoff | Obere Richtkonzentration [%] | therapeutische Konzentration [%] | therapeutische Konzentration Pädiatrie [%] |
|---|---|---|---|
| **H**arnstoff | – | 3–40 | 3–10 (nicht bei Kindern <2 Jahre) |
| Hydrochinon | 3 | 1,5–3 | nicht empfohlen |
| Hydrocortison/Hydrocortisonacetat | – | 0,25–1 | 0,25–1 (nicht mehr empfehlenswert) |
| **I**od | – | 0,3–5 | nicht empfohlen |
| Isosorbiddinitrat<br>- bei Raynaud-Syndrom | –<br>– | 1<br>2–10 | –<br>2–10 |
| **K**aliumpermanganat (gebrauchsfertige Lösung) | 0,001 | 0,0005–0,001 | 0,0005–0,001 |
| Ketoconazol | – | 1–2 | 0,5–2 (irritierend, besonders im Gesicht) |
| **L**auromacrogol 400 | – | 0,5–10<br>bis 3 % (Mund) | 3–10 (entbehrlich) |
| Lidocain/Lidocainhydrochlorid | – | 0,5–10 | 0,5–3 (begrenzte KOF und Einwirkzeit) |
| **M**enthol | – | 0,1–5 | 0,1–1 (nicht bei Säuglingen und Kleinkindern) |
| Methoxsalen | 0,005 | 0,0006–0,005 | nicht empfohlen |
| Methylrosaniliniumchlorid<br>- großflächig auf stark geschädigter Haut<br>- kleinflächig | –<br>0,1<br>0,5 | 0,1–0,5<br>–<br>– | 0,1–0,5 (Säugline im Windelbereich und Kleinkinder max. 0,1) |
| Methylsalicylat | – | 4–50 | nicht empfohlen |
| Metronidazol | 3 | 0,5–3 | – |
| Miconazol/Miconazolnitrat | – | 1–2 | 1–2 |
| Milchsäure | – | 5–10 | 3–10 |
| Minoxidil | 5 | 2–5 | nicht empfohlen |

| Wirkstoff | Obere Richtkonzentration [%] | therapeutische Konzentration [%] | therapeutische Konzentration Pädiatrie [%] |
|---|---|---|---|
| Mometasonfuroat | 0,1 | 0,1 | 0,1 (nicht bei Kindern <2 Jahre, Einschränkung nach KOF (10 %) und Anwendungsdauer (3 Wochen)) |
| Mupirocin-Calcium (Dihydrat) | – | 2 (Mupirocin) | 2 (Mupirocin) |
| **N**atriumchlorid | – | 3–23 | 0,5–1 |
| Natriumhypochlorit<br>- Haut<br>- Zahn | – | <br>0,025–0,5<br>bis 5 | – |
| Natriumlactat | – | 5 | 5 |
| Neomycinsulfat | – | etwa 0,5 (350000 I.E./100 g) | – |
| Nifedipin | – | 0,2 | – |
| Nystatin | – | etwa 1–2 (5–10 Mio. I.E./100 g) | etwa 1–2 (5–10 Mio. I.E./100 g) |
| **O**ctenidindihydrochlorid | – | 0,1–0,2 | 0,1 (nicht unter Okklusion und im intertriginösen Bereich) |
| Oxytetracyclinhydrochlorid | – | 1–3 | – |
| **P**ermethrin (25:75) | – | 0,5–5 | 0,5–5 (Scabies: Neugeborene und Säuglinge bis 2 Monate 2,5 %) |
| Phenol | – | etwa 90 | nicht empfohlen |
| Podophyllin/Podophyllumharz | 15 | 5–15 | nicht empfohlen |
| Polihexanid | – | 0,04–0,1 | 0,04–0,1 |

| Wirkstoff | Obere Richtkonzentration [%] | therapeutische Konzentration [%] | therapeutische Konzentration Pädiatrie [%] |
|---|---|---|---|
| Povidon-Iod | – | 1–10 | 1–10 (nicht bei Säuglingen <6 Monate bzw. nur nach strenger Indikationsstellung) |
| Prednicarbat | – | 0,25 | 0,08–0,25 (bei Säuglingen strenge Indikationsstellung/ 6–12 Monate 0,125 %) |
| Prednisolon/Prednisolonacetat | – | 0,25–0,5 | 0,25–0,5 (nicht mehr empfehlenswert) |
| Progesteron | – | 1–3 | – |
| **S**alicylsäure<br>- großflächig | –<br>3 | 1–60<br>– | 1–3 (Psoriasis, max. 1–2 % der KOF: 1–1,5 % bei Säuglingen; 1,5–2 % bei Kleinkindern; 2–3 % bei älteren Kindern; gar nicht bei Säuglingen mit anderer Indikation, z.B. Milchschorf) |
| Schwefel | – | 4–10 | nicht empfohlen |
| Selendisulfid | – | 2,5 | – |
| Silbernitrat | – | 0,5–65 | 0,5–10 |
| Steinkohlenteer | 10 | 1–20 | nicht empfohlen |
| Steinkohlenteerlösung (LCD)/ Steinkohlenteerspiritus | 20 | 1–20 | nicht empfohlen |
| **T**annin | – | 0,5–20 | 0,4–1 |
| Testosteron/Testosteronpropionat | 2 | 1–2 | nicht empfohlen |
| Tetracain/Tetracainhydrochlorid | – | 0,5–1 | – |

| Wirkstoff | Obere Richt-konzentration [%] | therapeutische Konzentration [%] | therapeutische Konzentration Pädiatrie [%] |
|---|---|---|---|
| Tetracyclinhydrochlorid<br>- Haut<br>- Mund | – | <br>1–3<br>5 (Anwendungskonzentration) | – |
| Tosylchloramid-Natrium | – | 0,1–5 | – |
| Tranexamsäure | – | 5 | – |
| Tretinoin | 0,1 | 0,025–0,1 | 0,025–0,1 (Acne, Acanthosis nigricans) |
| Triamcinolonacetonid | 0,2 | 0,025–0,1 | 0,025–0,1 (nicht mehr empfehlenswert) |
| Trichloressigsäure | – | 10 bis etwa 70 | – |
| Triclosan | 3 | 1–3 | nicht empfohlen |
| **U**ridin | – | 10 | nicht empfohlen |
| **W**asserstoffperoxid<br>- Haut<br>- Zahn | – | <br>0,3–3<br>bis 10 | – |
| **Z**inkchlorid | – | 0,1–1 | – |
| Zinkoxid | – | bis 50 | bis 50 |
| Zinksulfat-Heptahydrat | – | 0,1–1 | – |

# Indikationsübersicht

Nachfolgend sind die Rezepturformeln nach typischen Anwendungsgebieten geordnet. Die Übersicht dient der schnellen Orientierung und erhebt keinen Anspruch auf Vollständigkeit.

Alle Wirkstoffe sind auch im Register verzeichnet.

| | Konzentrationen | NRF | Seite |
|---|---|---|---|
| **Aknetherapeutika** | | | |
| Erythromycin | | | |
| – hydrophile Creme | 1 %–4 % | 11.77. | 38 |
| – ethanolhaltiges Gel | 0,5 %–4 % | 11.84. | 38 |
| – ethanolhaltige Lösung | 0,5 %–4 % | 11.78. | 39 |
| Salicylsäure | | | |
| – ethanolhaltiges Gel | 6 % | 11.54. | 55 |
| – ethanolhaltige Lösung | 5 % / 10 % | 11.23. | 54 |
| Tretinoin | | | |
| – hydrophile Creme | 0,025 %–0,1 % | 11.100. | 61 |
| – hydrophiles Gel | 0,025 %–0,1 % | 11.124. | 61 |
| – ethanolhaltige Lösung | 0,025 %–0,1 % | 11.102. | 62 |
| **Alopezietherapeutika** | | | |
| Minoxidil | | | |
| – ethanolhaltige Lösung | 2 % / 5 % | 11.121. | 47 |
| **Analgetika, Antirheumatika** | | | |
| Cannabisölharz | | | |
| – ölige Lösung | 25 mg/mL (Dronabinol) | 22.11. | 75 |
| Capsaicinoide | | | |
| – hydrophile Creme | 0,025 %–0,1 % | 11.125. | 28 |
| – lipophile Creme | 0,025 %–0,25 % | 11.146. | 29 |
| Dimethylsulfoxid | | | |
| – hydrophile Creme | 50 % | 2.6. | 33 |
| – Lösung | 50 % | 2.7. | 34 |
| Dronabinol | | | |
| – Kapseln | 2,5 mg–10 mg | 22.7. | 77 |
| – ölige Lösung | 25 mg/mL | 22.8. | 77 |
| Methylsalicylat + Campher + Menthol | | | |
| – lipophile Salbe | 10 % + 10 % + 2 % | 1.2. | 45 |
| Morphinhydrochlorid | | | |
| – viskose Lösung | 2 mg/mL / 20 mg/mL | 2.4. | 84 |
| Naproxen | | | |
| – Suspension | 50 mg/mL | 2.5. | 84 |
| **Antibiotika/Antiinfektiva; Antimykotika; Virustatika** | | | |
| Cefuroxim | | | |
| – wässrige Augentropfen | 5 % | 15.29. | 91 |
| – wässrige Augentropfen, ohne Konservierung | 5 % | 15.30. | 91 |

| | Konzentrationen | NRF | Seite |
|---|---|---|---|
| Chloramphenicol | | | |
| – wässrige Augentropfen | 0,25 % / 0,5 % | 15.10. | 91 |
| Clotrimazol | | | |
| – ölige Augentropfen | 1 % | 15.22. | 92 |
| – hydrophile Creme | 1 % | | 31 |
| – ölige Ohrentropfen | 1 % | 16.4. | 106 |
| – Lösung | 1 % | 11.40. | 32 |
| Clotrimazol + Harnstoff | | | |
| – lipophile Paste | 1 % + 40 % | 11.57. | 42 |
| Clotrimazol + Salicylsäure | | | |
| – hydrophile Creme | 1 % + 5 % | | 31 |
| – 2-Propanolhaltige Lösung | 1 % + 5 % | | 32 |
| Erythromycin | | | |
| – hydrophile Creme | 1 %–4 % | 11.77. | 38 |
| – ethanolhaltiges Gel | 0,5 %–4 % | 11.84. | 38 |
| – ethanolhaltige Lösung | 0,5 %–4 % | 11.78. | 39 |
| Erythromycin + Metronidazol | | | |
| – hydrophile Creme | 2 % + 1 % | 11.138. | 39 |
| Harnstoff | | | |
| – lipophile Paste | 40 % | 11.30. | 42 |
| Metronidazol | | | |
| – hydrophile Creme | 1 % / 2 % | 11.91. | 46 |
| – hydrophiles Gel | 0,75 % | 11.65. | 46 |
| – Dentalgel | 25 % | 27.6. | 101 |
| Metronidazol + Erythromycin | | | |
| – hydrophile Creme | 1 % + 2 % | 11.138. | 39 |
| Miconazolnitrat | | | |
| – hydrophile Creme | 2 % | 11.79. | 46 |
| – Lösung | 5 mg/mL | 16.6. | 107 |
| Neomycinsulfat | | | |
| – Kapseln | 250 mg | 21.5. | 85 |
| – Pulver | 500 mg | 21.6. | 85 |
| Nystatin | | | |
| – hydrophile Creme | 70.000 I.E./g | 11.105. | 48 |
| – Suspension | 50.000 I.E./g | 21.3. | 102 |
| – isotonische Suspension | 100.000 / 500.000 I.E./mL | 21.4. | 103 |
| – Zinkoxidöl | 70.000 I.E./g | 11.114. | 68 |
| Oseltamivirphosphat | | | |
| – wässrige Lösung für Erwachsene/Kinder | 15 mg/mL | 31.2. | 85 |
| – wässrige Lösung für Säuglinge | 10 mg/mL | 31.3. | 86 |
| Ribavirin | | | |
| – wässrige Lösung | 100 mg/mL | 31.1. | 88 |
| Selendisulfid | | | |
| – Waschgel | 2,5 % | 11.139. | 58 |
| Tobramycin | | | |
| – wässrige Augentropfen | 1,5 % | 15.31. | 97 |
| **Antidote** | | | |
| Calciumgluconat + Chlorhexidindigluconat | | | |
| – hydrophiles Gel | 2,5 % + 0,5 % | 19.6. | 117 |
| Dimethylsulfoxid | | | |
| – Lösung | 70 % / 100 % | 19.10. | 118 |
| Ipecacuanha-Fluidextrakt | | | |
| – Sirup, Lösung | 70 mg/mL | 19.1. | 117 |
| Kohle, medizinische | | | |
| – Suspension | 150 mg/mL | 19.5. | 118 |

| | Konzentrationen | NRF | Seite |
|---|---|---|---|
| Natriumcitrat | | | |
| – Lösung | 0,3 mol/L | 19.9. | 118 |
| – Pulver für Lösung | 0,3 mol/L | 19.8. | 119 |
| Natriumedetat | | | |
| – wässrige Augentropfen | 0,4 % / 2 % | 19.2. | 119 |
| **Antiekzematosa** | | | |
| Ammoniumbituminosulfonat | | | |
| – lipophile Creme | 5 %–50 % | 11.12. | 26 |
| – Zinkoxidpaste | 5 % | 11.108. | 69 |
| – Zinkoxidschüttelmixtur | 2,5 %–10 % | 11.2. | 26 |
| – ethanolhaltige Zinkoxidschüttelmixtur | 2,5 %–10 % | 11.4. | 27 |
| Steinkohlenteer | | | |
| – lipophile Salbe | 2 %–20 % | 11.46. | 60 |
| Steinkohlenteerlösung (Liquor Carbonis detergens, LCD) | | | |
| – hydrophile Creme | 5 %–20 % | 11.86. | 59 |
| – lipophile Salbe | 5 %–20 % | 11.87. | 60 |
| Steinkohlenteerspiritus | | | |
| – viskose Tensidlösung | 5 % / 10 % | 11.143. | 60 |
| Steinkohlenteerspiritus + Salicylsäure | | | |
| – hydrophile Creme | 10 % + 5 % | 11.107. | 57 |
| Zinkoxid | | | |
| – hydrophile Creme | 25 % | 11.109. | 67 |
| – Öl | 50 % | 11.20. | 67 |
| – ethanolhaltige Paste | 18 % | 11.49. | 68 |
| – weiche Paste | 30 % | 11.21. | 72 |
| – Schüttelmixtur | 20 % | 11.22. | 70 |
| – ethanolhaltige Schüttelmixtur | 20 % | 11.3. | 71 |
| – ethanolhaltige Schüttelmixtur | 25 % | 11.110. | 70 |
| – ölige Suspension | 50 % | 11.113. | 68 |
| – Talkumpuder | 50 % | 11.60. | 71 |
| Zinkoxid + Bismutgallat | | | |
| – lipophile Paste | 50 % + 10 % | 11.112. | 69 |
| **Antihidrotika** | | | |
| Aluminiumchlorid-Hexahydrat | | | |
| – hydrophiles Gel | 15 % / 20 % | 11.24. | 25 |
| – 2-Propanolhaltige Lösung | 15 % / 20 % | 11.1. | 25 |
| – viskose Lösung | 15 % / 20 % | 11.132. | 26 |
| **Antipruriginosa** | | | |
| Capsaicinoide | | | |
| – hydrophile Creme | 0,025 %–0,1 % | 11.125. | 28 |
| – lipophile Creme | 0,025 %–0,25 % | 11.146. | 29 |
| Polidocanol 600 | | | |
| – hydrophile Creme | 5 % / 10 % | 11.118. | 49 |
| – lipophile Creme | 5 % / 10 % | 11.119. | 49 |
| – hydrophiles Gel | 5 % | 11.117. | 50 |
| – Zinkoxidschüttelmixtur | 3 %–10 % | 11.66. | 51 |
| Polidocanol 600 + Harnstoff | | | |
| – lipophile Creme | 5 % + 5 % | 11.120. | 50 |
| **Antipsoriatika** | | | |
| Dithranol (+ Salicylsäure) | | | |
| – Macrogolsalbe | 0,5 %–3 % | 11.53. | 34 |

| | Konzentrationen | NRF | Seite |
|---|---|---|---|
| – lipophile Salbe | 0,05 %–2 % | 11.51. | 36 |
| – abwaschbare lipophile Salbe | 0,05 %–2 % | 11.52. | 35 |
| – weiche Zinkoxidpaste | 0,05 %–2 % | 11.56. | 37 |
| Methoxsalen | | | |
| – ethanolhaltiges Badekonzentrat | 5 mg/mL | 11.83. | 44 |
| – hydrophile Creme | 0,0006 % | 11.96. | 45 |
| Natriumchlorid | | | |
| – hydrophiles Gel | 23 % | 11.88. | 48 |
| Selendisulfid | | | |
| – Waschgel | 2,5 % | 11.139. | 58 |
| Steinkohlenteer | | | |
| – lipophile Salbe | 2 %–20 % | 11.46. | 60 |
| Steinkohlenteerlösung (Liquor Carbonis detergens, LCD) | | | |
| – hydrophile Creme | 5 %–20 % | 11.86. | 59 |
| – lipophile Salbe | 5 %–20 % | 11.87. | 60 |
| Steinkohlenteerspiritus | | | |
| – Viskose Tensidlösung | 5 % / 10 % | 11.143. | 60 |
| **Antiseptika/Desinfizienzien** | | | |
| Chlorhexidindigluconat | | | |
| – hydrophile Creme | 0,5 % / 1 % | 11.116. | 30 |
| – ethanolhaltige Lösung | 0,5 % / 0,1 % | 11.126. | 30 |
| Eosin | | | |
| – ethanolhaltige Lösung | 0,5 %–2 % | 11.94. | 37 |
| – wässrige Lösung | 0,5 %–2 % | 11.95. | 38 |
| Ethacridinlactat-Monohydrat | | | |
| – ethanolhaltige Lösung | 0,05 % / 0,1 % | 11.8. | 39 |
| – wässrige Lösung | 0,05 %–1 % | 11.61. | 40 |
| Kaliumpermanganat | | | |
| – wässriges Lösungskonzentrat | 1 % | 11.82. | 44 |
| Methylrosaniliniumchlorid | | | |
| – wässrige Lösung | 0,1 % / 0,3 % / 0,5 % | 11.69. | 45 |
| Polihexanid | | | |
| – wässriges Augenbad | 0,04 % | 15.26. | 94 |
| – wässrige Augentropfen | 0,02 % | 15.25. | 95 |
| – hydrophiles Gel | 0,04 % / 0,1 % | 11.131. | 51 |
| – wässrige Lösung | 0,02 % / 0,04 % | 11.128. | 52 |
| – Macrogolsalbe | 0,04 % / 0,1 % | 11.137. | 52 |
| – Mundwasser | 0,12 % | 7.12. | 103 |
| Povidon-Iod | | | |
| – wässriges Augenbad | 1,25 % | 15.27. | 95 |
| – wässrige Augentropfen | 1,25 %–5 % | 15.13. | 96 |
| – Macrogolsalbe | 2,5 % | 11.42. | 52 |
| Salicylsäure | | | |
| – 2-Propanolhaltige Lösung | 1–10 % | 11.55. | 56 |
| Silbernitrat | | | |
| – wässrige Lösung | 0,5 % / 1 % | 11.98. | 59 |
| – wässrige Lösung | 10 % | 11.99. | 59 |
| Triclosan | | | |
| – hydrophile Creme | 1 % / 2 % | 11.135. | 66 |
| – lipophile Creme | 1 % / 2 % | 11.122. | 66 |
| Wasserstoffperoxid | | | |
| – wässrige Lösung | 3 % | 11.103. | 67 |

| | Konzentrationen | NRF | Seite |
|---|---|---|---|
| **Diagnosehilfsmittel (Diagnostika)** | | | |
| Glucose | | | |
| – wässrige Lösung | 250 mg/mL | 13.8. | 116 |
| Iod | | | |
| – wässrige Lösung | 0,333 %–5 % | 13.7. | 116 |
| Natriumchlorid | | | |
| – wässrige Augentropfen | 5 % | 15.23. | 94 |
| Tropicamid + Phenylephrinhydrochlorid | | | |
| – wässrige Augentropfen | 0,25 % + 1,25 % / 0,5 % + 2,5 % | 15.32. | 97 |
| **Diuretika** | | | |
| Furosemid | | | |
| – wässrige Lösung | 2 mg/mL / 10 mg/mL | 26.2. | 78 |
| – wässrige Lösung, ohne Konservierung | 2 mg/mL / 10 mg/mL | 26.1. | 78 |
| Hydrochlorothiazid | | | |
| – Kapseln | 0,5 mg–10 mg | 26.3. | 79 |
| – Suspension | 2 mg/mL | 26.4. | 80 |
| Spironolacton | | | |
| – Suspension | 5 mg/mL | 26.5. | 89 |
| **Entwöhnungsmittel/Mittel zur Behandlung von Suchterkrankungen** | | | |
| Levomethadonhydrochlorid | | | |
| – viskose Lösung | 2,5 mg/mL | 29.4. | 81 |
| Methadonhydrochlorid | | | |
| – viskose Lösung | 5 mg/mL / 10 mg/mL | 29.1. | 82 |
| Morphinhydrochlorid | | | |
| – wässrige Lösung | 0,5 mg/mL | 29.3. | 83 |
| **Expektorantia/Antitussiva** | | | |
| Ätherische Öle | | | |
| – Hustensalbe | | 4.8. | 114 |
| – milde Hustensalbe | | 4.9. | 114 |
| – Inhalationslösung | | 4.3. | 113 |
| Ammoniumchlorid + Süßholztrockenextrakt | | | |
| – wässrige Lösung | 2,5 % + 2,5 % | 4.6. | 73 |
| Thymianfluidextrakt | | | |
| – Tropfen | | 4.4. | 89 |
| – Sirup | | 4.13. | 89 |
| **Gynäkologika** | | | |
| Ammoniumbituminosulfonat | | | |
| – Zäpfchen | 300 mg | 25.6. | 108 |
| Progesteron | | | |
| – Vaginalzäpfchen | 25 mg | 25.1. | 112 |
| – Vaginalzäpfchen | 100 mg–400 mg | 25.5. | 112 |
| **Hautpflege, Basispflege** | | | |
| Glycerol, rückfettende Bestandteile | | | |
| – lipophile Creme | | S.41. | 121 |
| – hydrophile Emulsion | | S.39. | 127 |
| – hydrophile Emulsion | | S.40. | 127 |
| Harnstoff | | | |
| – hydrophile Creme | 5 % / 10 % | 11.71. | 40 |
| – hydrophile Emulsion | 5 % / 10 % | 11.72. | 41 |
| – hydrophile Creme | 10 % | 11.73. | 40 |
| – lipophile Creme | 5 % / 10 % | 11.74. | 42 |

| | Konzentrationen | NRF | Seite |
|---|---|---|---|
| – lipophile Creme | 5 % / 10 % | 11.129. | 41 |
| Harnstoff + Natriumchlorid | | | |
| – lipophile Creme | 10 % + 10 % | 11.75. | 41 |
| Wirkstoffrei | | | |
| – lipophile Creme | | | 43 |

Siehe auch die als „Basisdermatikum" gekennzeichneten Formeln im Kapitel „Grundlagen für Rezepturarzneimittel" ab Seite 120

| **Heilsalben** | | | |
|---|---|---|---|
| Dexpanthenol | | | |
| – hydrophile Creme | 5 % | 11.28. | 33 |
| – lipophile Creme | 5 % | 11.29. | 33 |
| Zinkoxid | | | |
| – Öl | 50 % | 11.20. | 67 |
| – weiche Paste | 30 % | 11.21. | 72 |
| – ölige Suspension | 50 % | 11.113. | 68 |

| **Herz-Kreislauf-Mittel** | | | |
|---|---|---|---|
| Captopril | | | |
| – wässrige Lösung | 2 mg/mL | 10.5. | 75 |
| Metoprololtartrat | | | |
| – wässrige Lösung | 1 mg/mL | 10.3. | 82 |
| Propanololhydrochlorid | | | |
| – wässrige Lösung | 1 mg/mL | 10.6. | 87 |
| Sildenafilcitrat | | | |
| – Suspension | 10 mg/mL | 10.7. | 88 |
| Sotalolhydrochlorid | | | |
| – wässrige Lösung | 20 mg/mL | 10.4. | 88 |

| **Hypnotika/Sedativa** | | | |
|---|---|---|---|
| Chloralhydrat | | | |
| – ölige Klysmen | 200 mg/mL | 17.5. | 108 |
| – wässrige Lösung | 100 mg/mL | 17.4. | 75 |
| Melatonin | | | |
| – Suspension | 2 mg/mL | 17.6. | 82 |
| Midazolam | | | |
| – wässrige Lösung | 2 mg/mL | 17.3. | 83 |

| **Keratoplastika/Keratolytika** | | | |
|---|---|---|---|
| Harnstoff | | | |
| – lipophile Paste | 40 % | 11.30. | 42 |
| Harnstoff + Clotrimazol | | | |
| – lipophile Paste | 40 % + 1 % | 11.57. | 42 |
| Salicylsäure | | | |
| – Collodium | 10 % | 11.18. | 55 |
| – hydrophile Creme | 5 % | 11.106. | 55 |
| – ethanolhaltiges Gel | 6 % | 11.54. | 55 |
| – 2-Propanolhaltige Lösung | 1 %–10 % | 11.55. | 56 |
| – 2-Propanolhaltige Lösung | 5 %–10 % | 11.23. | 54 |
| – 2-Propanolhaltige Lösung, fettend | 1 %–5 % | 11.45. | 56 |
| – Öl | 2 %–10 % | 11.44. | 56 |
| – abwaschbares Öl | 2 %–10 % | 11.85. | 57 |
| – lipophile Salbe | 1 %–20 % | 11.43. | 57 |

| | Konzentrationen | NRF | Seite |
|---|---|---|---|
| Salicylsäure + Dithranol | | | |
| Tretinoin | | | |
| – hydrophile Creme | 0,025 %–0,1 % | 11.100. | 61 |
| – lipophile Creme | 0,025 %–0,1 % | 11.123. | 61 |
| – hydrophiles Gel | 0,025 %–0,1 % | 11.124. | 61 |
| – ethanolhaltige Lösung | 0,025 %–0,1 % | 11.102. | 62 |
| – lipophile Salbe | 0,025 %–0,1 % | 11.101. | 62 |
| Triamcinolonacetonid + Salicylsäure | | | |
| – ethanolhaltige Lösung | 0,1 % / 0,2 % + 2 % | 11.39. | 64 |
| – abwaschbares Öl | 0,1 % + 2 %–10 % | 11.140. | 58 |
| – Öl | 0,1 % + 2 %–10 % | 11.134. | 58 |
| Trichloressigsäure | | | |
| – wässrige Lösung | 10 %–50 % | 11.133. | 65 |
| – wässrige Lösung | 850 / 1000 mg/mL | 11.147. | 65 |
| **Kortikoide (Interna)** | | | |
| Hydrocortison | | | |
| – Suspension | 1 mg/mL / 10 mg/mL | 34.2. | 80 |
| Prednisolon als Prednisolondihydrogen-phosphat-Dinatrium | | | |
| – wässrige Lösung | 1 mg/mL / 5 mg/mL | 34.1. | 86 |
| **Kortikoide (lokale Anwendung)** | | | |
| Betamethasonvalerat | | | |
| – hydrophile Creme | 0,025 %–0,1 % | 11.37. | 27 |
| – lipophile Creme | 0,1 % | | 28 |
| – hydrophile Emulsion | 0,025 %–0,1 % | 11.47. | 27 |
| Clobetasolpropionat | | | |
| – hydrophile Creme | 0,05 % | 11.76. | 30 |
| Dexamethason | | | |
| – hydrophile Creme | 0,05 % | | 32 |
| Hydrocortison | | | |
| – hydrophile Creme | 0,25 %–1 % | 11.36. | 43 |
| Hydrocortisonacetat | | | |
| – hydrophile Creme | 0,25 %–1 % | 11.15. | 43 |
| Hydrocortisonbutyrat + Zinkoxid | | | |
| – weiche Paste | 0,1 % + 30 % | | 44 |
| Mometasonfuroat + Zinkoxid | | | |
| – hydrophile Creme | 0,1 % + 25 % | | 47 |
| – Paste | 0,1 % + 30 % | | 48 |
| Prednicarbat | | | |
| – hydrophile Creme | 0,08 %–0,25 % | 11.144. | 53 |
| Prednicarbat + Octenidindihydrochlorid | | | |
| – hydrophile Creme | 0,08 %–0,25 % + 0,1 % | 11.145. | 53 |
| Prednicarbat + Zinkoxid | | | |
| – hydrophile Creme | 0,25 % + 25 % | | 53 |
| – weiche Paste | 0,25 % + 30 % | | 54 |
| Prednisolonacetat | | | |
| – hydrophile Creme | 0,25 % / 0,5 % | 11.35. | 54 |
| Triamcinolonacetonid | | | |
| – hydrophile Creme | 0,025 %–0,1 % | 11.38. | 63 |
| – hydrophile Creme | 0,1 % | | 63 |
| – lipophile Creme | 0,1 % | | 64 |
| – hydrophile Emulsion | 0,025 %–0,1 % | 11.90. | 64 |

| | Konzentrationen | NRF | Seite |
|---|---|---|---|
| Triamcinolonacetonid + Chlorhexidin-digluconat | | | |
| – hydrophile Creme | 0,025–0,1 % + 1 % | 11.136. | 63 |
| Triamcinolonacetonid + Salicylsäure | | | |
| – ethanolhaltige Lösung | 0,1 % / 0,2 % + 2 % | 11.39. | 64 |
| – abwaschbares Öl | 0,1 % + 2 %–10 % | 11.140. | 58 |
| – Öl | 0,1 % + 2 %–10 % | 11.134. | 58 |
| Triamcinolonacetonid + Zinkoxid | | | |
| – weiche Paste | 0,025 % / 0,1 % + 30 % | | 65 |
| **Magen-Darm-Mittel** | | | |
| Elektrolyte (Glucose, KCl, NaCl, Natriumcitrat) | | | |
| – Pulver-Mischung | | 6.5. | 79 |
| Glycerol | | | |
| – Zäpfchen | 2 g | 6.15. | 109 |
| – Zäpfchen für Kinder | 1 g | 6.16. | 109 |
| **Mund- und Rachentherapeutika; Dentologika** | | | |
| Benzydaminhydrochlorid + Lidocainhydro-chlorid + Dexpanthenol | | | |
| – Mundspüllösung | 0,15 % + 0,02 % + 0,2 % | 7.15. | 98 |
| Betamethasonvalerat | | | |
| – Haftpaste | 0,1 % | 7.11. | 98 |
| Chlorhexidindigluconat | | | |
| – Mundspüllösung | 0,1 % / 0,2 % | 7.2. | 99 |
| Dexpanthenol | | | |
| – wässrige Lösung | 5 % | 7.3. | 99 |
| Dexpanthenol + Lidocainhydrochlorid | | | |
| – Mundspüllung | 5 % + 1 % | 7.13. | 101 |
| Ethacridinlactat-Monohydrat + Lidocain | | | |
| – glycerolhaltige Lösung | 0,25 % + 0,5 % | 7.7. | 99 |
| Hydrocortisonacetat + Lidocainhydro-chlorid + Dexpanthenol | | | |
| – Mundspülung | 0,5 % + 1 % + 5 % | 7.14. | 100 |
| Hypromellose | | | |
| – Haftpaste | | S.42. | 126 |
| Iod | | | |
| – glycerolhaltige Lösung | 1,25 % / 2,5 % | 7.6. | 100 |
| Lidocainhydrochlorid + Dexpanthenol | | | |
| – Mundspülung | 1 % + 5 % | 7.13. | 101 |
| Metronidazol | | | |
| – hydrophiles Gel | 25 % | 27.6. | 101 |
| Myrrhe, Tormentill, Ratanhia | | | |
| – ethanolhaltige Lösung | | 7.1. | 104 |
| Natriumedetat | | | |
| – wässrige Lösung | 20 % | 27.2. | 101 |
| Natriumfluorid | | | |
| – wässrige Mundspüllösung | 0,02 % / 0,05 % | 27.5. | 102 |
| Natriumhypochlorit | | | |
| – wässrige Lösung | 0,5 %–3 % | 27.4. | 102 |
| Nystatin | | | |
| – Suspension | 50.000 I.E./g | 21.3. | 102 |
| – isotonische Suspension | 100.000 / 500.000 I.E./mL | 21.4. | 103 |
| Polihexanid | | | |
| – Mundspülung | 0,12 % | 7.12. | 103 |

| | Konzentrationen | NRF | Seite |
|---|---|---|---|
| Tretinoin | | | |
| – Haftpaste | 0,05 % / 0,1 % | 7.9. | 104 |
| Triamcinolonacetonid | | | |
| – Haftpaste | 0,1 % | 7.10. | 104 |
| **Ophthalmika** | | | |
| Acetylcystein | | | |
| – wässrige Augentropfen | 2,5 % / 5 % | 15.33. | 90 |
| Atropinsulfat | | | |
| – wässrige Augentropfen | 0,01 % | 15.34. | 90 |
| – wässrige Augentropfen | 0,5 %–2 % | 15.2. | 91 |
| Cefuroxim | | | |
| – wässrige Augentropfen | 5 % | 15.29. | 91 |
| – wässrige Augentropfen, ohne Konservierung | 5 % | 15.30. | 91 |
| Chloramphenicol | | | |
| – wässrige Augentropfen | 0,25 % / 0,5 % | 15.10. | 91 |
| Clotrimazol | | | |
| – ölige Augentropfen | 1 % | 15.22. | 92 |
| Ciclosporin | | | |
| – ölige Augentropfen | 1 % / 2 % | 15.21. | 92 |
| Cocainhydrochlorid | | | |
| – wässrige Augentropfen | 4 % | 15.24. | 92 |
| Indometacin | | | |
| – neutrale Augentropfen | 0,1 % | 15.15. | 93 |
| Natriumchlorid | | | |
| – wässrige Augentropfen | 5 % | 15.23. | 94 |
| Natriumedetat | | | |
| – wässrige Augentropfen | 0,4 % / 2 % | 19.2. | 119 |
| Polihexanid | | | |
| – wässriges Augenbad | 0,04 % | 15.26. | 94 |
| – wässrige Augentropfen | 0,02 % | 15.25. | 95 |
| Povidon-Iod | | | |
| – wässriges Augenbad | 1,25 % | 15.27. | 95 |
| – wässrige Augentropfen | 1,25 %–5 % | 15.13. | 96 |
| Silbereiweiß-Acetyltannat, Boraxhaltig | | | |
| – wässrige Augentropfen | 5 % | 15.7. | 96 |
| Tetracainhydrochlorid | | | |
| – wässrige Augentropfen | 0,5 % / 1 % | 15.12. | 96 |
| Tobramycin | | | |
| – wässrige Augentropfen | 1,5 % | 15.31. | 97 |
| Tropicamid + Phenylephrinhydrochlorid | | | |
| – wässrige Augentropfen | 0,25 % / 0,5 % + 1,25 % / 2,5 % | 15.32. | 97 |
| Wirkstofffrei | | | |
| – Einfache Augensalbe | | S.47. | 120 |
| – Emulgierende Augensalbe | | S.48. | 120 |
| **Otologika** | | | |
| Clotrimazol | | | |
| – ölige Ohrentropfen | 1 % | 16.4. | 106 |
| Essigsäure | | | |
| – propylenglycolhaltige Ohrentropfen | 0,7 % | 16.2. | 106 |
| Glycerol | | | |
| – ethanolhaltige Ohrentropfen | 42,5 % | 16.3. | 106 |
| Lidocain | | | |
| – hydrophile Ohrentropfen | 10 % | 16.5. | 107 |

| | Konzentrationen | NRF | Seite |
|---|---|---|---|
| Miconazol | | | |
| – Lösung | 5 mg/mL | 16.6. | 107 |
| Natriumcarbonat | | | |
| – glycerolhaltige Ohrentropfen | 2,6 % | 16.1. | 107 |
| **Proktologika, Hämorrhoidenmittel** | | | |
| Diltiazemhydrochlorid | | | |
| – hydrophile Creme | 2 % | 5.7. | 108 |
| – hydrophiles Gel | 2 % | 5.6. | 109 |
| Glyceroltrinitrat | | | |
| – hydrophile Creme | 0,2 % | 5.10. | 110 |
| Isosorbiddinitrat | | | |
| – hydrophile Creme | 1 % | 5.9. | 110 |
| Phenol | | | |
| – ölige Sklerosierungslösung | 5 % | 5.3. | 110 |
| Polidocanol 600 | | | |
| – ethanolische Lösung | 100 mg/mL | 5.8. | 111 |
| Zinkchlorid + Calciumchlorid | | | |
| – ethanolhaltige Sklerosierungslösung | 7 mg/mL + 133 mg/mL | 5.5. | 111 |
| **Psychopharmaka und Neurologika; Psychoanaleptika** | | | |
| Amfetaminsulfat | | | |
| – Kapseln | 5 mg / 10 mg | 22.5. | 73 |
| – wässrige Lösung | 2 mg/mL | 22.4. | 73 |
| Cannabidiol | | | |
| – ölige Lösung | 50–400 mg/mL | 22.10. | 74 |
| Cannabisblüten | | | |
| – zur Inhalation nach Verdampfung | | 22.12 | 113 |
| – in Einzeldosen zur Inhalation | | 22.13. | 113 |
| – zur Teezubereitung | | 22.14. | 74 |
| – in Einzeldosen zur Teezubereitung | | 22.15 | 74 |
| Cannabisölharz | | | |
| – ölige Lösung | 25 mg/mL (Dronabinol) | 22.11. | 75 |
| Coffein | | | |
| – wässrige Lösung | 10 mg/mL | 3.1. | 76 |
| Dexamfetaminsulfat | | | |
| – wässrige Lösung | 25 mg/mL | 22.9. | 76 |
| 3,4-Diaminopyridin | | | |
| – Kapseln | 5 mg / 10 mg | 22.3. | 77 |
| Dronabinol | | | |
| – ethanolische Lösung | 10 mg/mL | 22.16. | 114 |
| – Kapseln | 2,5 mg–10 mg | 22.7 | 77 |
| – ölige Tropfen | 25 mg/mL | 22.8. | 77 |
| Neostigminbromid | | | |
| – Dosiernasenspray | 5 mg | 22.6. | 105 |
| **Rhinologika** | | | |
| Menthol | | | |
| – Nasensalbe | 0,6 % | 8.9. | 105 |
| Silbereiweiß | | | |
| – wässrige Nasentropfen | 2 % / 5 % | 8.5. | 105 |
| **Schilddrüsentherapeutika** | | | |
| Iodid | | | |
| – wässrige Lösung | 500 mg/mL | 28.1. | 81 |

| | Konzentrationen | NRF | Seite |
|---|---|---|---|
| **Sklerosierung** | | | |
| Phenol | | | |
| – ölige Sklerosierungslösung | 5 % | 5.3. | 110 |
| Polidocanol 600 | | | |
| – ethanolhaltige Lösung | 100 mg/mL | 5.8. | 111 |
| Zinkchlorid + Calciumchlorid | | | |
| – ethanolhaltige Lösung | 7 mg/mL + 133 mg/mL | 5.5. | 111 |
| **Urologika** | | | |
| Ethacridinlactat | | | |
| – wässrige Lösung | 0,05 % / 0,1 % | 9.2. | 115 |
| Oxybutyninhydrochlorid | | | |
| – Instillationslösung | 0,25 mg/mL | 9.3. | 115 |
| **Vasokonstriktor** | | | |
| Propranolol | | | |
| – wässrige Lösung | 5 mg/mL | 11.142. | 87 |
| **Vitamine und Mineralstoffpräparate** | | | |
| Kaliumiodid | | | |
| – wässrige Lösung | 0,05 % | 20.4. | 81 |
| Natriumfluorid | | | |
| – glycerolhaltige Lösung | 125 µg/Tropfen | 20.3. | 77 |
| **Warzentherapeutika** | | | |
| Dithranol + Salicylsäure | | | |
| – lipophile Salbe | 1 % + 25 % | 11.31. | 66 |
| Salicylsäure + Milchsäure | | | |
| – Collodium | 10 % + 10 % | 11.18. | 55 |

# Register

Register

## D

## E



Register

## F



## G

Register

## T

## U



Register

Register

## Für Ärzte: Die Formelsammlung im Internet

DAC/NRF bietet für Ärzte einen kostenlosen **Rezepturenfinder** im Internet → **dac-nrf.de/arzt**. Lediglich ein DocCheck-Login als Arzt ist erforderlich.

Die DAC/NRF-Rezepturdatenbank für Ärzte enthält rund 560 Rezepturformeln mit ergänzenden Informationen zu Wirkung und Indikation, Anwendung und Dosierung sowie Unerwünschte Wirkungen und Anwendungsbeschränkungen.

Für **Cannabis-** und Cannabinoid-haltige Rezepturarzneimittel sind im Online-Angebot für Ärzte neben **Rezepturformeln** auch **Musterverordnungen** angegeben.

Das Formblatt „**Gebrauchsanweisung** für Rezepturarzneimittel" (siehe Seite 8) ist als PDF zum Download verfügbar. Die im Anhang aufgeführte Tabelle „Dosierung der Wirkstoffe zur Lokalanwendung" ist ebenfalls dort abgebildet.

Gerne beantworten wir galenische Fragen zu den Magistralrezepturen. Nach dem Login bei dac-nrf.de/arzt gelangen Sie zu einem **Online-Anfrageformular**.

**dac-nrf.de/arzt**

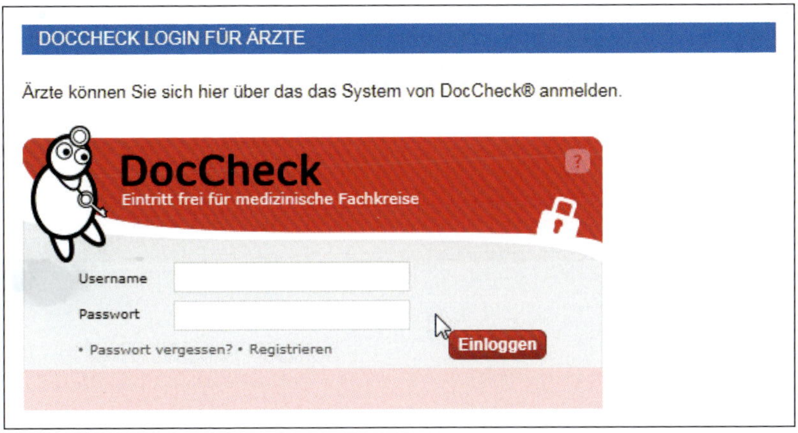